Brigitte

DIE NEUE GYMNASTIK

Brigitte

DIE NEUE GYMNASTIK

Von Iris Bader und Christa Möller

Mit Zeichnungen von
Brigitta Borchert

Brigitte Edition
NAUMANN & GÖBEL

Die Autorinnen:

Iris Bader und Christa Möller arbeiten seit Jahren als Redakteurinnen im BRIGITTE-Ressort Fitness, Kosmetik, Diät, Iris Bader inzwischen als Ressortleiterin. Sie haben Gymnastikgruppen geleitet, Leistungssport betrieben und für BRIGITTE Jogging-Cassetten mit Musik produziert.

Fachliche Beratung:

Dr. Knud Heinert. Der Orthopäde und Sportmediziner hat in Hamburg ein Reha-Zentrum gegründet und das Konzept für das medizinisch fundierte Fitness-Programm entwickelt.

Astrid Wronsky. Die Atemtherapeutin und Fitness-Trainerin brachte ihre umfangreichen Erfahrungen ein, um auf der Grundlage des Gesamtkonzepts Einzelprogramme auszuarbeiten.

Ilona Gerling. Die Dozentin an der Sporthochschule in Köln stellte die Grundübungen des klassischen Balletts zu einer gelenkschonenden Gymnastik für Anfänger zusammen.

Olaf Höhnke: Der Sportwissenschaftler ist Mitglied einer Arbeitsgruppe an der Universität Hamburg, die Trainingsprogramme gegen gesundheitliche Schäden durch Bildschirmarbeit ausarbeitet.

Dr. Stephan Langhoff. Der Trainer für asiatische Bewegungskünste leitet das Tai-Chi-Zentrum Hamburg und produziert Chi Gung Videos.

Herausgeberin: Anne Volk
Lektorat: Marita Heinz
Gestaltung: Dietmar Meyer, Friedhelm Ott
Produktion: Bernd Bartmann, Druckzentrale G + J
DTP: Friedhelm Ott, Hamburg
Lithografie: Bütehorn GmbH, Hannover
Umschlaggestaltung: WirtzCologne
Gesamtherstellung: Naumann & Göbel
Verlagsgesellschaft mbH, Köln
Brigitte Edition in der Naumann & Göbel
Verlagsgesellschaft mbH, Köln

ISBN 3-625-10239-0

Inhalt

VORWEG

Diese Gymnastik ist neu. Zum erstenmal finden Sie hier Übungen, die sich wie ein Puzzle zu einem umfassenden Fitness-Programm zusammensetzen lassen. Und zwar zu einem Programm für den ganzen Körper von Kopf bis Fuß. Also keine isolierten Übungen, mit denen Sie mal ein bißchen für den Po, mal ein bißchen gegen den Bauch tun können. Wenn Sie wirklich fit werden wollen, bringen Einzelübungen allein nämlich so gut wie nichts! Und falsche Übungen können sogar mehr schaden als nützen. Das passiert Ihnen mit diesem Programm ganz bestimmt nicht. Es wurde unter Mitarbeit von Ärzten, Trainern und Sportwissenschaftlern so entwickelt, daß Sie keine Fehler machen und es ganz individuell auf Ihre Bedürfnisse abstimmen können.

Zunächst gibt es für alle ein ausgefeiltes Basisprogramm, das den ganzen Körper durchtrainiert – damit kein wichtiger Muskel vergessen oder womöglich gar falsch bearbeitet wird. Im zweiten Teil des Buches haben Sie dann die Wahl: Sie entscheiden, was Sie zusätzlich brauchen. Tut Ihnen manchmal der Rücken weh? Ist Ihr Nacken verspannt? Fehlt es Ihnen an Kraft in den Armen? Möchten Sie nach einem hektischen Tag aktiv entspannen? Oder wollen Sie etwas gegen Cellulite tun? Sie suchen sich als Ergänzung (!) zum

Basisprogramm von den zehn verschiedenen Angeboten das spezielle Aufbauprogramm aus, das für Sie im Moment gerade richtig ist, und machen diese Übungen anschließend. Wenn Sie regelmäßig etwa 15 Minuten fürs Basistraining plus fünf Minuten für Ihr persönliches Aufbautraining einplanen, haben Sie Ihre maßgeschneiderte Gymnastik! Mit regelmäßig ist gemeint: zwei- bis dreimal in der Woche, sonst ist der Trainingseffekt zu gering. Im dritten Teil dieses Buches finden Sie außerdem noch fünf in sich abgeschlossene Spezialprogramme: fürs Büro, den Strand oder das Schwimmbad. Ihre Bedürfnisse sind ja je nach Situation verschieden. Und im Urlaub haben Sie andere Möglichkeiten als zu Hause. Diese speziellen Programme können allerdings das Basisprogramm nicht voll ersetzen, weil sie zwar die wichtigsten, aber nicht alle Muskelgruppen einbeziehen und deshalb keine Fitness-Gymnastik für den ganzen Körper sind. Die Spezialprogramme sind als Abwechslung gedacht, wenn Sie mal ein oder auch zwei Wochen lang etwas ganz anderes machen möchten. Sie können sie natürlich auch zusätzlich zu Basis- und Aufbauprogramm turnen. Fangen Sie ganz langsam an. Besonders Anfängerinnen verlieren sonst leicht die Lust, und das wäre schade. Lieber nicht so viel auf einmal, aber dafür regelmäßig. Viel Spaß mit unserer neuen Gymnastik, die rundum fit macht!

So ist die neue Brigitte-Gymnastik aufgebaut

Basisprogramm

Damit trainieren Sie den ganzen Körper:

Aufwärmen
Kraft
Kondition
Stretching

10 Aufbauprogramme

Nie mehr Rückenschmerzen

Gegen Nackenverspannungen

Bodystyling

Krafttraining mit Hanteln

Muskeln statt Cellulite

5 Spezialprogramme

Das macht müde Beine munter

Trampolin-Training

Fit auf die Piste: Skigymnastik

Weg mit dem Streß

Das bringt Ausdauer

Gymnastik am Bildschirm

Innere Ruhe durch richtiges Atmen

Entspannung aus Fernost: Chi Gung

Ballettstunde zu Hause

Aqua-Gymnastik

BASISPROGRAMM

Stellen Sie sich vor, Sie bauen ein Zelt auf und zurren die Seile unregelmäßig fest. Schon bald steht das Ganze schief. Genau das passiert mit Ihrem Muskelapparat, wenn Sie ihn einseitig oder falsch belasten. Fast jede(r) von uns hat Haltungsfehler (die wir uns im Alltag regelrecht antrainieren) und schlaffe Muskeln – weil wir uns zu wenig bewegen. Mit Hilfe dieses Basisprogramms läßt sich das vermeiden und vieles wieder in Ordnung bringen. Es ist so aufgebaut, daß die gesamte Muskulatur trainiert wird, ohne die Gelenke und Bänder zu strapazieren. Die Muskeln sollen ihre normale Arbeit allmählich wieder aufnehmen und damit den gesamten Knochenbau im Gleichgewicht halten.

Diesem Gymnastik-Programm liegt die sportmedizinische Erkenntnis zugrunde, daß es zwei Muskeltypen mit völlig unterschiedlichen Funktionen gibt: Bewegungsmuskeln und Stützmuskeln. Die Bewegungsmuskeln (Po, Bauch, Schultern, innere Oberschenkel, Trizeps) müssen gekräftigt werden, weil sie mit der Zeit erschlaffen. Die Stützmuskeln dagegen (Waden, Brust, unterer Rücken, Knie- und Hüftbeuger, Oberschenkel - außer dem inneren Muskelstrang) müssen gedehnt werden, weil sie mangels Bewegung oft zu kurz sind. Wer also seinen Körper nur an Kraftmaschinen oder mit Hanteln trainiert, läßt die Stützmuskeln auf Dauer verkümmern. Mit dem Basisprogramm wird jede Muskelgruppe ihrer natürlichen Aufgabe entsprechend trainiert: Aufeinander abgestimmte Kraft- und Stretching-Übungen werden durch ein Aufwärmprogramm vorbereitet und von einem Konditionstraining begleitet. Die Konditionsübungen kurbeln das Herz-Kreislauf-System an und versorgen dadurch die Muskeln während des Trainings mit Sauerstoff. Denn ohne genügend Sauerstoff können sich die Muskeln nicht aufbauen. Halten Sie während der Übungen niemals den Atem an. Sonst kommt es zur Preßatmung, und die Seitenstiche sind vorprogrammiert. Einfach locker weiteratmen. Und bei allen Kraftübungen gilt: Im Moment der Anspannung ausatmen, beim Entspannen tief einatmen.

Alle Übungen sind so leicht nachzumachen, daß Sie sie bald hintereinander abspulen werden wie einen Kurzfilm, der etwa 15 Minuten dauert. Anschließend fühlen Sie sich rundum wohl. Denn die Gymnastik hilft sofort gegen Muskelverspannungen. Und wer sie regelmäßig (das heißt mindestens dreimal pro Woche) macht, kriegt außerdem eine bessere Figur. Wichtig ist nur, daß Sie keine Übung auslassen und auch in der beschriebenen Reihenfolge trainieren.

1

Hände auf die Schultern legen und die Ellenbogen nach hinten kreisen lassen. Der Oberkörper bleibt dabei gerade. 8mal.

2

Im Wechsel: Beide Schultern hochziehen, dann die Handflächen kräftig nach unten drücken. 8mal.

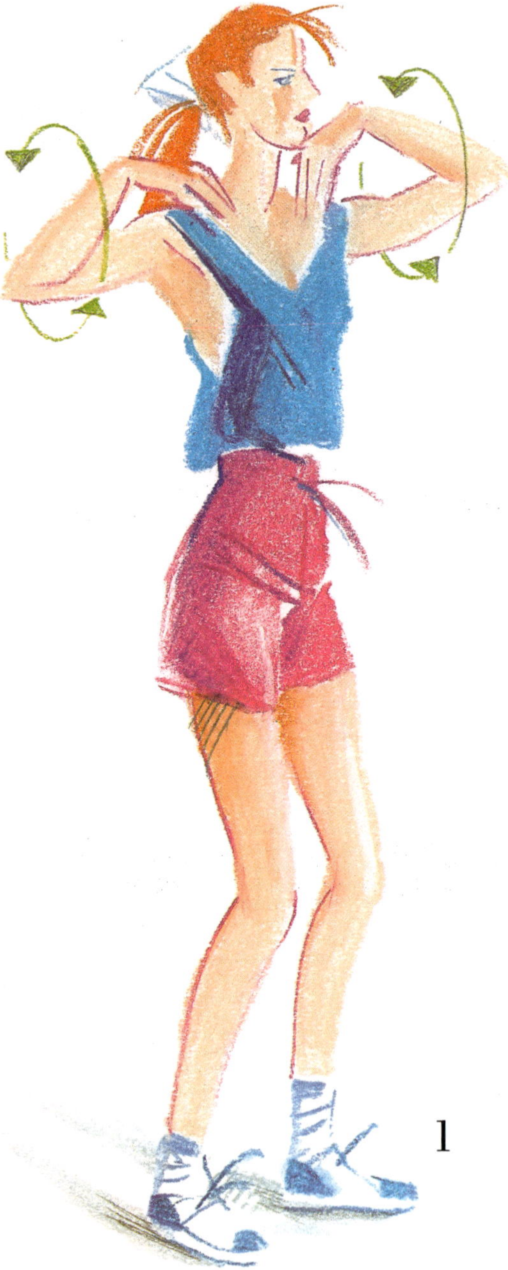

1

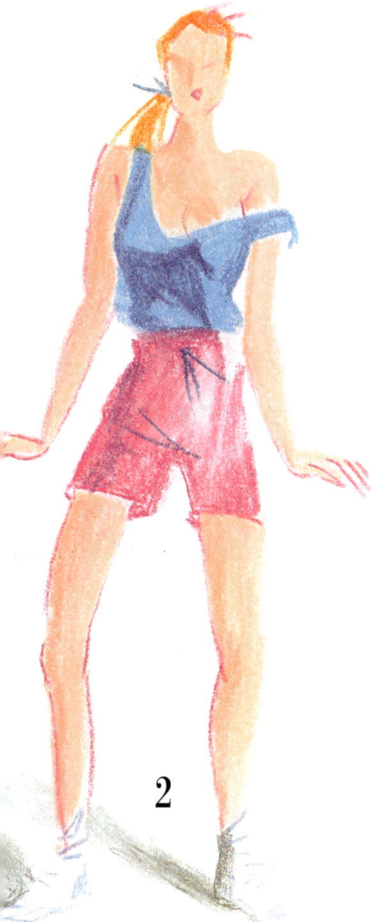

2

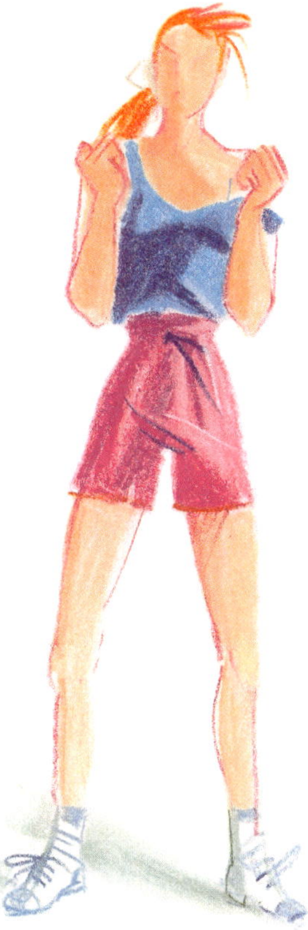

3

Aufwärmen

Durch das Aufwärmen wird der ganze Körper sanft geweckt. Der Kreislauf kommt in Schwung. Die Muskeln werden warm, die Gelenke „geschmiert". In den einzelnen Gelenken bilden sich dann Säuren, die sie geschmeidig machen. Achten Sie bei allen Übungen auf die Grundhaltung, die den Rücken entlastet: Die Beine stehen in Hüftbreite auseinander, die Fußspitzen zeigen nach außen, und die Knie sind leicht gebeugt.

3

Arme etwas anwinkeln, die Ellenbogen liegen am Körper: einatmen. Die Hände mit geballter Faust anziehen: ausatmen. 8mal.

4

Ein Bein anheben und die Fäuste ballen. Das Bein zur Seite dehnen und Ellenbogen und Knie zueinander drücken. Der Rücken bleibt dabei gerade. 8mal. Seitenwechsel

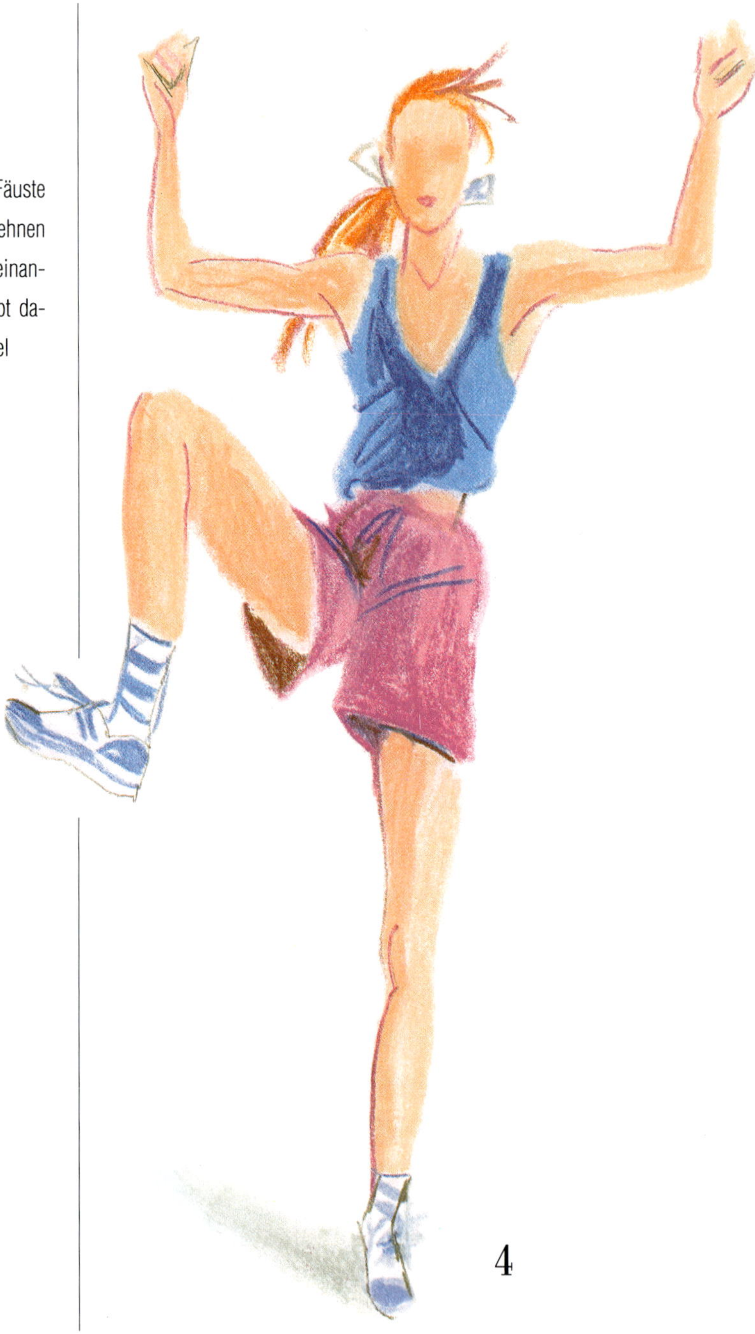

4

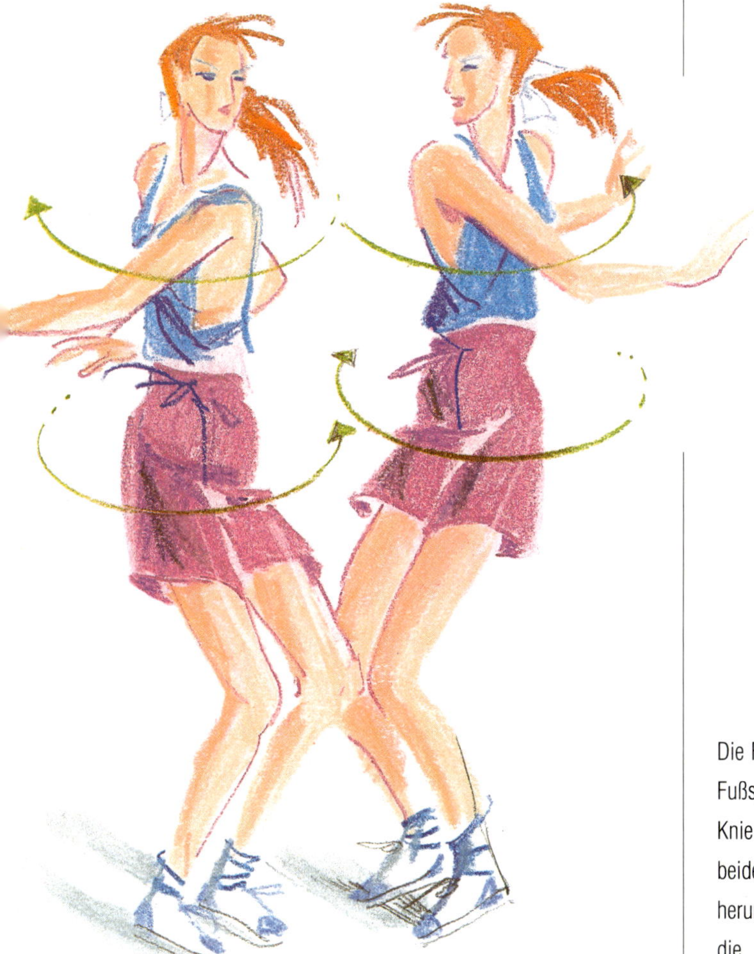

5

5

Die Füße stehen nebeneinander, die Fußspitzen zeigen nach vorn, die Knie bleiben leicht gebeugt. Nun beide Arme seitlich um den Körper herumschwingen, die Knie jeweils in die entgegengesetzte Richtung schieben und federn. Die Beine bleiben dabei parallel, Brust- und Becken verdrehen sich gegeneinander. Jede Seite 8mal.

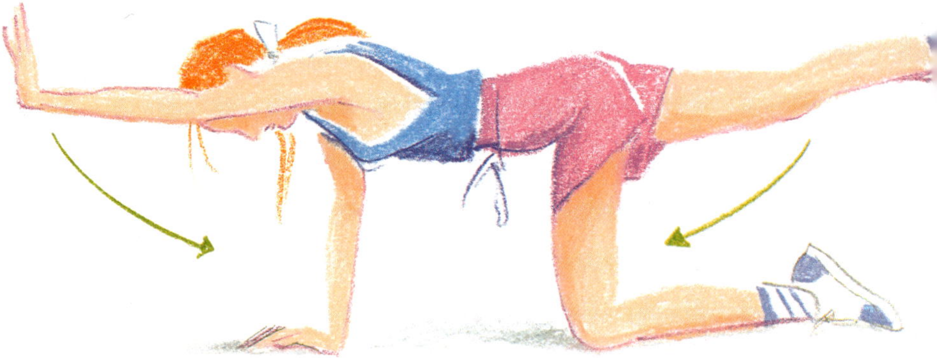

6

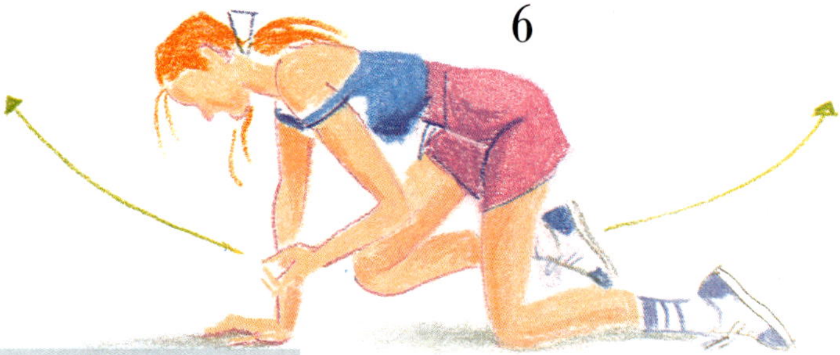

Kraft

Jetzt werden die Muskeln gekräftigt, die bei den meisten Menschen durch Haltungsfehler geschwächt wurden. Das sind vor allem die Bewegungsmuskeln an den Schulterblättern, am Po, Bauch und an den Beinen. Sie halten die Wirbelsäule im Gleichgewicht. Diese Muskelgruppen werden durch starke Trainingsanreize schnell kräftiger, erschlaffen aber genauso schnell wieder, wenn man sie nicht regelmäßig beansprucht.

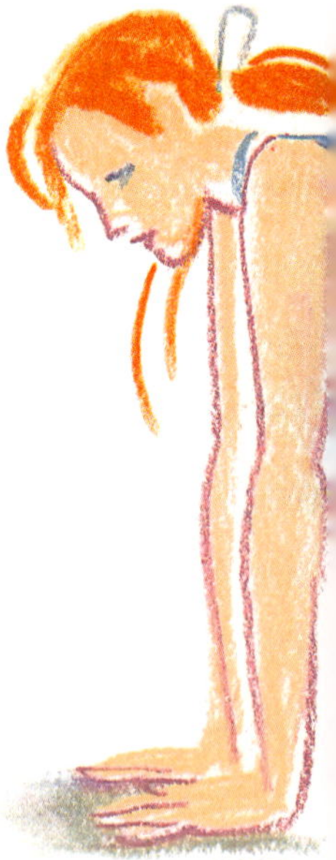

6

Hinknien und mit beiden Händen aufstützen. Den linken Arm und das rechte Bein mit Handteller und Ferse gestreckt vom Körper wegdrücken und einatmen. Nun Arm und Bein zum Bauch ziehen, dabei die Faust ballen und ausatmen. 8mal. Seitenwechsel.

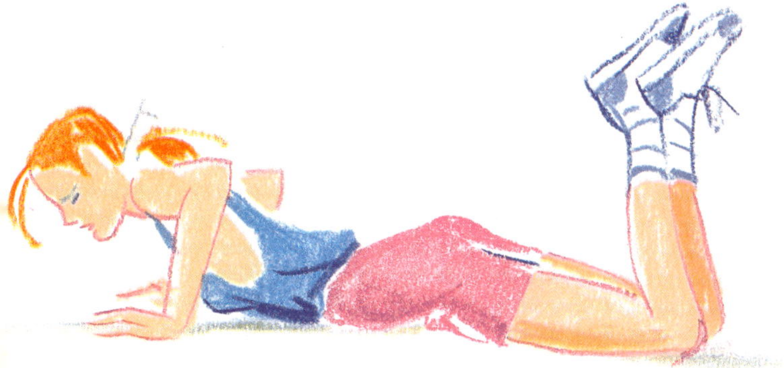

7

Auf den Bauch legen, die Hände in Schulterhöhe aufstützen. Die Beine sind angewinkelt, die Füße überkreuz. Jetzt die Arme durchstrecken und den Körper hochdrücken. Dabei mit den Knien abstützen. Ausatmen. Langsam herunterkommen und wieder einatmen. 8mal.

7

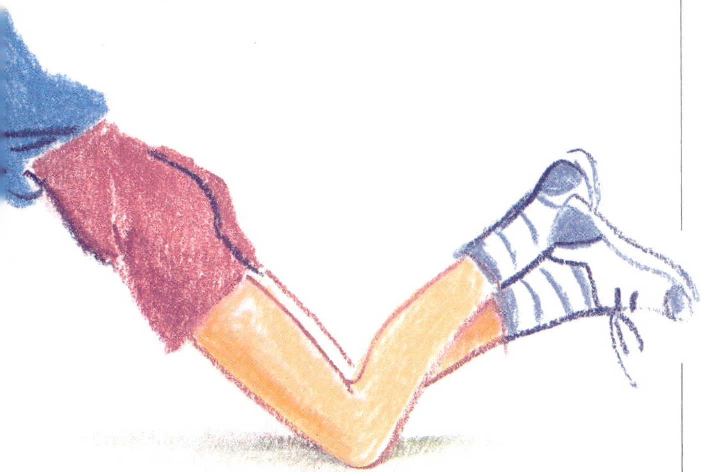

8

Hinknien und auf die Unterarme stützen. Ein Knie im rechten Winkel anheben und die Fußsohle langsam zur Decke drücken. 8mal. Seitenwechsel.

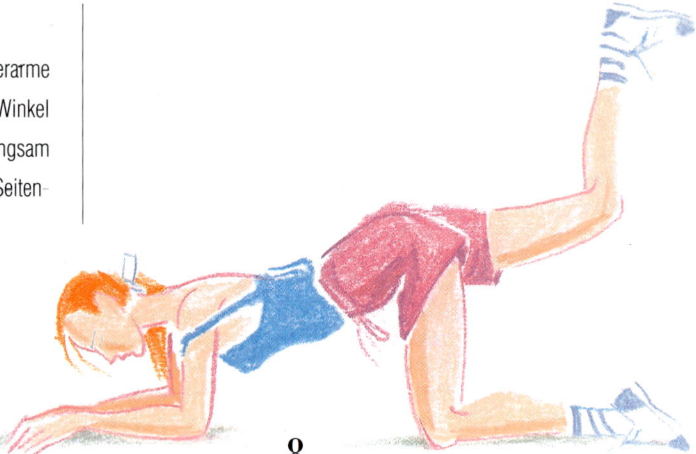

8

9

Auf den Rücken legen, Hände hinter dem Kopf verschränken und den rechten Fuß auf das linke Knie legen. Jetzt den linken Ellenbogen zum rechten Knie führen, dabei ausatmen. Die andere Schulter bleibt am Boden. 8mal. Seitenwechsel.

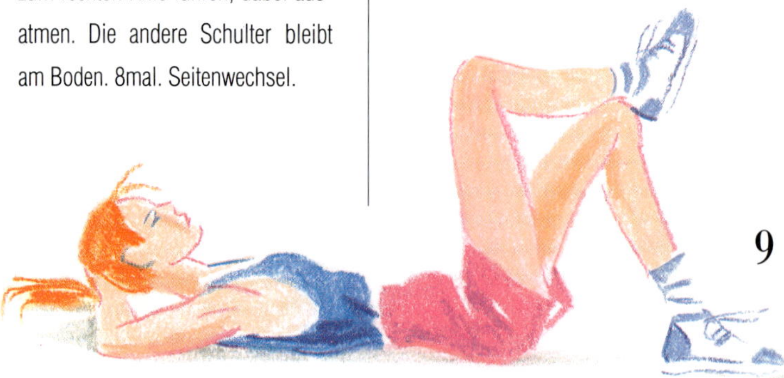

9

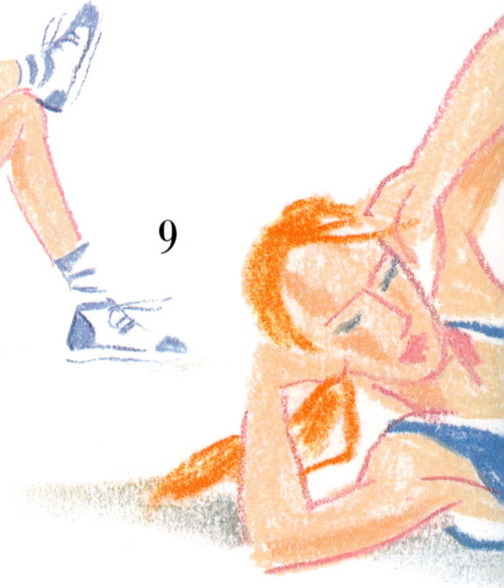

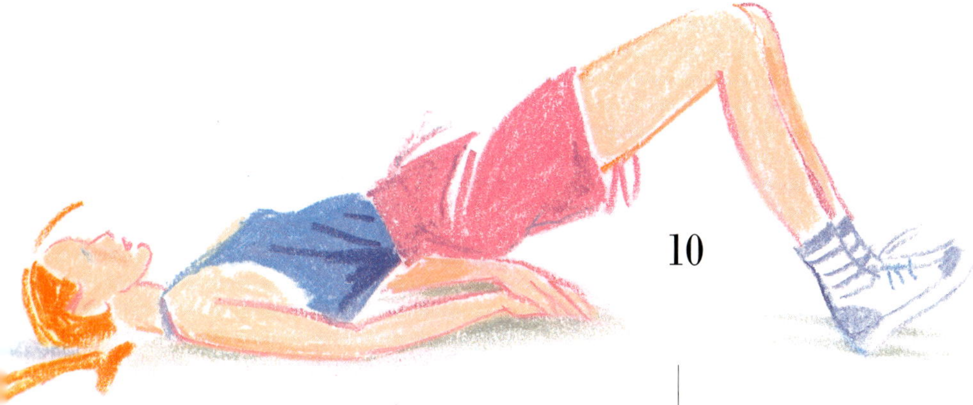

10

Zur Entspannung zwischendurch: In Rückenlage die Knie anwinkeln, den Po anspannen und heben. Nun die gestreckten Arme unter dem Rücken mindestens 8mal wie eine Schere bewegen. Die Schultern bleiben dabei am Boden.

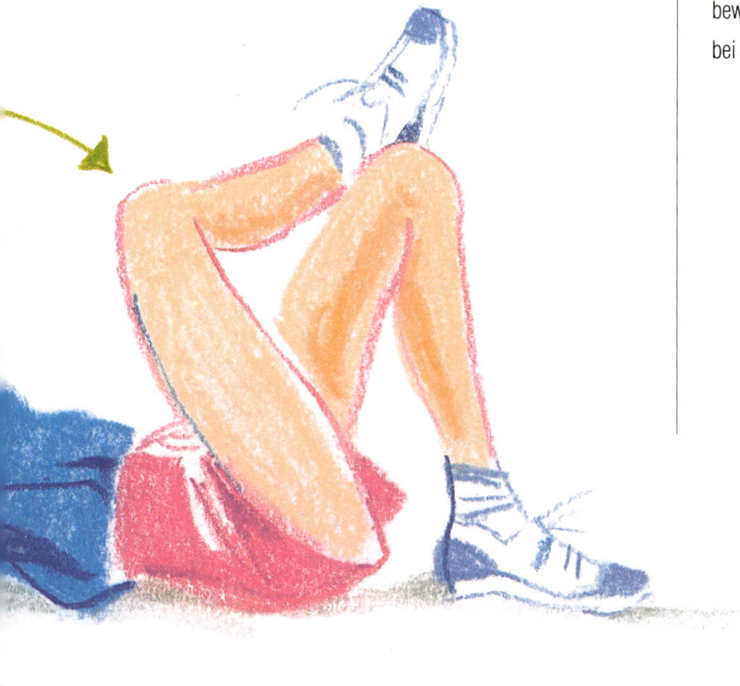

11

Hände hinter dem Kopf verschränken und die Beine gestreckt hochheben, bis sie einen rechten Winkel zum Körper bilden. Dann die Knie zum Gesicht führen und dabei Po und Kopf leicht anheben. Ausatmen. Den Kopf senken, die Beine langsam wieder zur Decke strecken und einatmen. 8mal.

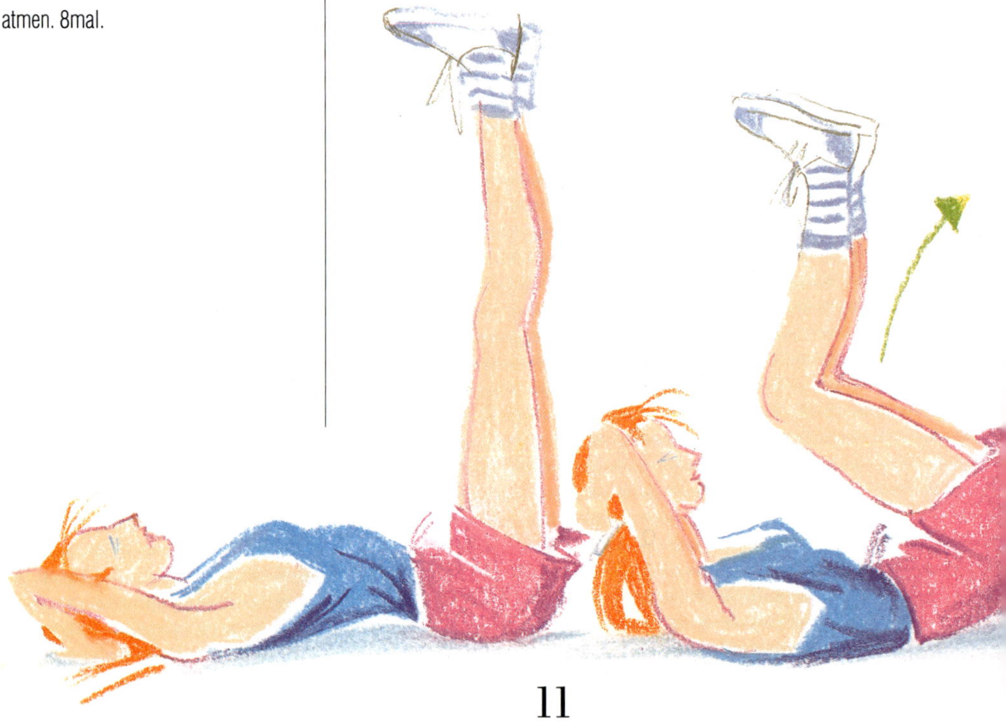

11

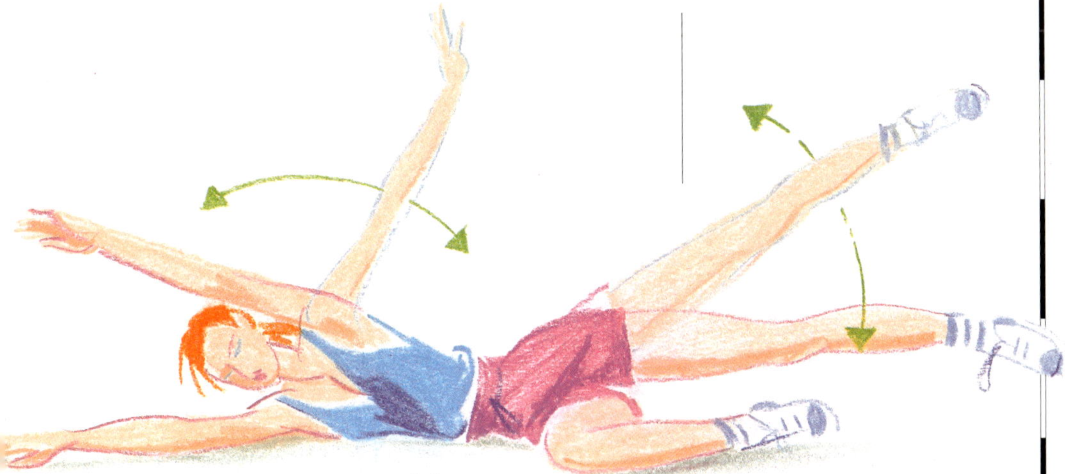

12

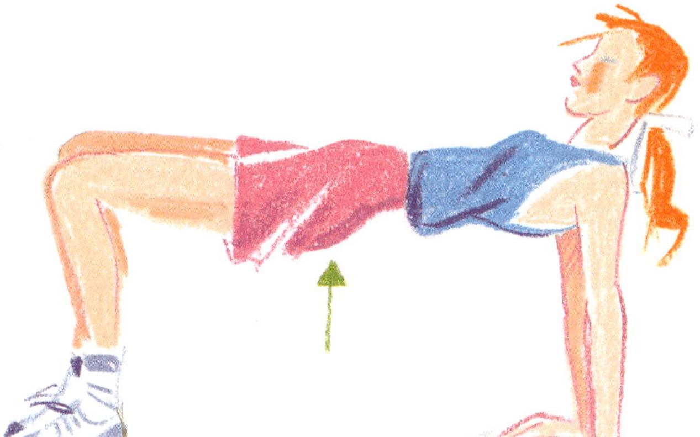

13

12

Lang auf die rechte Seite legen und das untere Knie anwinkeln. Nun linken Arm und linkes Bein anheben. Die Ferse zeigt zur Decke. Ausatmen. Beim Absenken wieder einatmen. 8mal. Seitenwechsel.

13

Zur Entspannung: Hinsetzen, Füße und Hände aufstützen. Po anspannen und langsam heben – bis Rücken und Po eine Linie bilden. Fersen und Handflächen bleiben in Hüftbreite am Boden. Gleichmäßig durchatmen.

Kondition

Sauerstoff ist der wichtigste Treibstoff für Muskeln, Organe und Gehirn. Wenn das Blut nicht genügend Sauerstoff zu den Muskeln transportiert, können sie nicht richtig arbeiten. Die Konditionsübungen sorgen dafür, daß das Herz-Kreislauf-System in Schwung kommt und die Muskeln beim Training neue Energie kriegen.

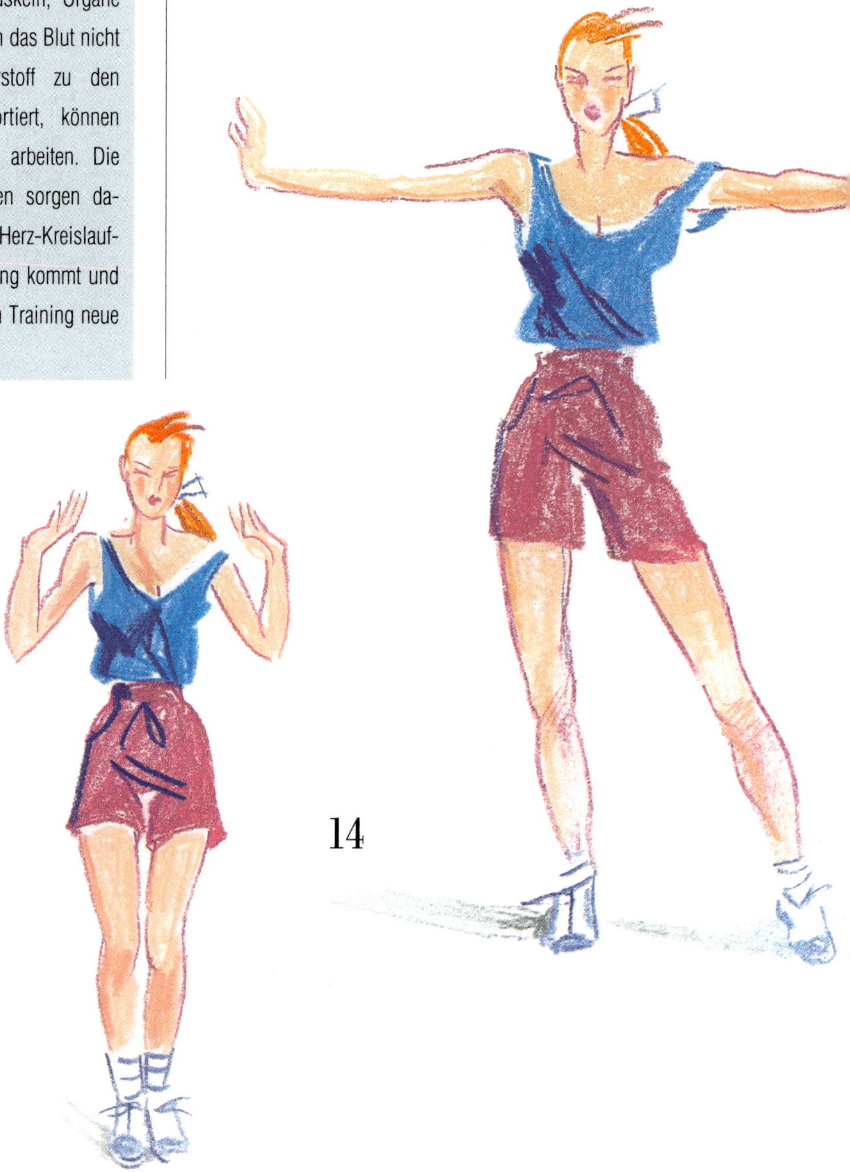

14

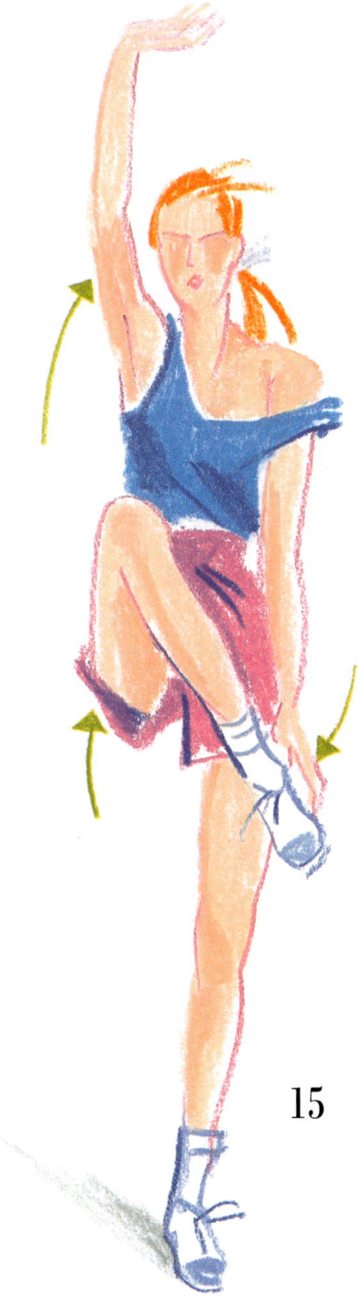

14

Locker hinstellen und die Arme anwinkeln. Das Körpergewicht auf ein Bein verlagern, das andere Bein grätschen und die Arme mit Schwung zur Seite strecken. Zurück in die Ausgangsposition und das Standbein wechseln. Jede Seite 8mal.

15

Einen Arm und ein Knie heben. Mit der anderen Hand an den Fuß tippen. Seitenwechsel. Je 8mal.

16

Die Knie seitlich nach vorn schieben, Fußspitzen, Knie und Kopf zeigen in eine Richtung. In die andere Richtung umspringen. Die Arme zum Schwungholen entgegengesetzt mitnehmen. 8mal.

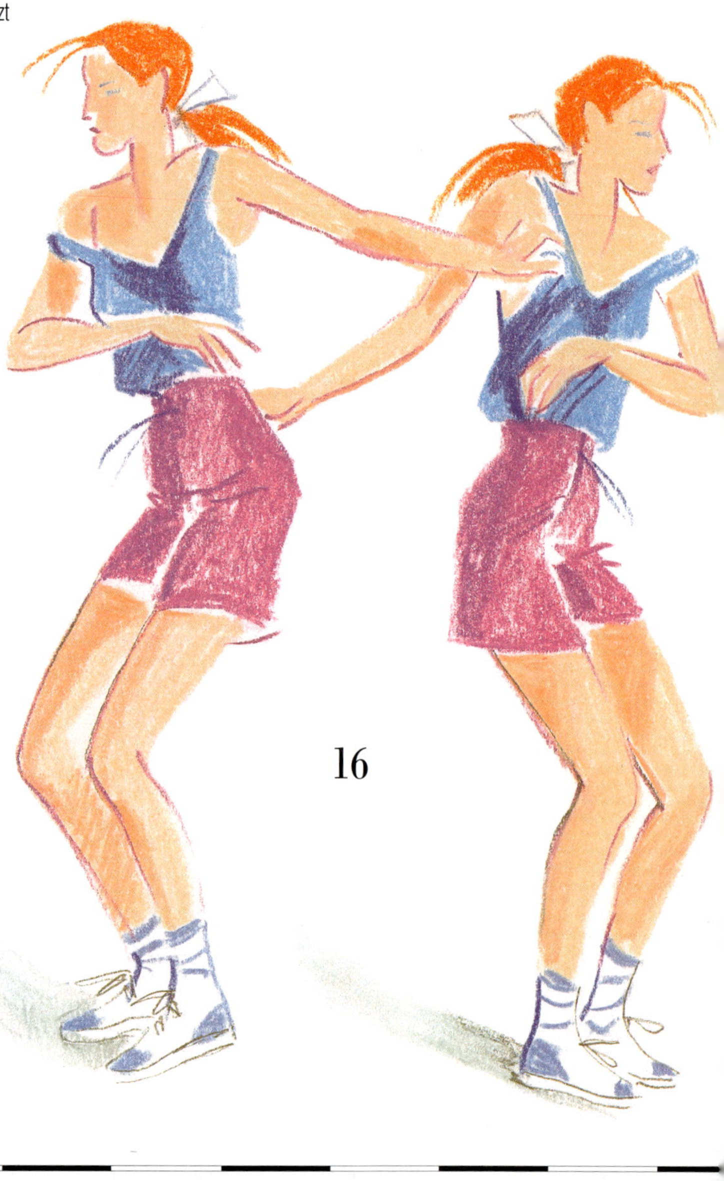

16

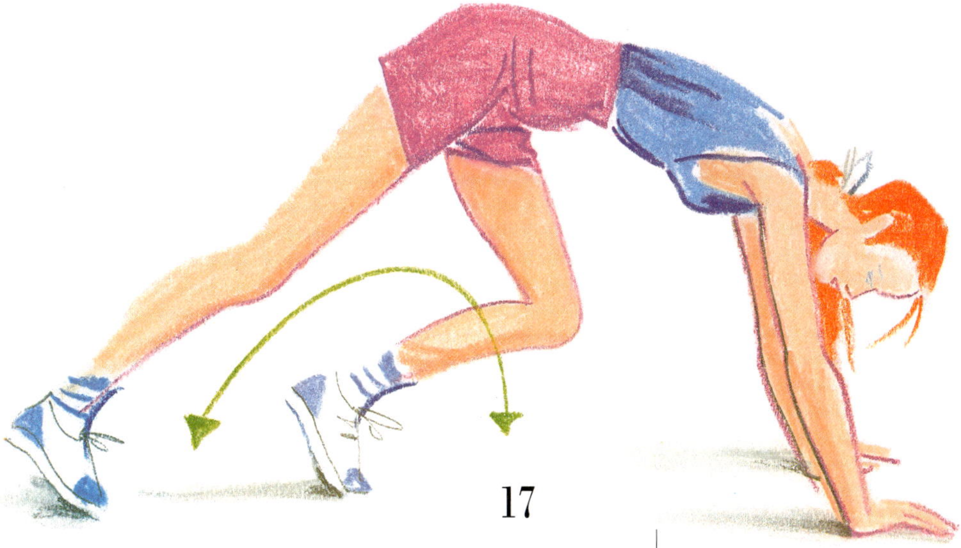

17

17

Auf alle Viere gehen und ein Bein gerade nach hinten stellen. Kopf und Rücken bilden eine Linie. (Den Kopf nicht in den Nacken heben!) Nun abwechselnd von einem Bein auf das andere springen. 8mal.

Stretching

Beim Stretching wird die Stützmuskulatur gedehnt. Sie besteht aus den sogenannten Knie- und Hüftbeugern und den Muskeln in den Oberschenkeln, den Waden und am unteren Rücken. Sie beugen die Gelenke und leisten die Haltearbeit für den Körper. Bei den meisten Menschen sind sie verkürzt. Stretching macht Muskeln und Gelenke geschmeidig und beugt Verletzungen vor. Bei den Übungen nie (!) nachfedern.

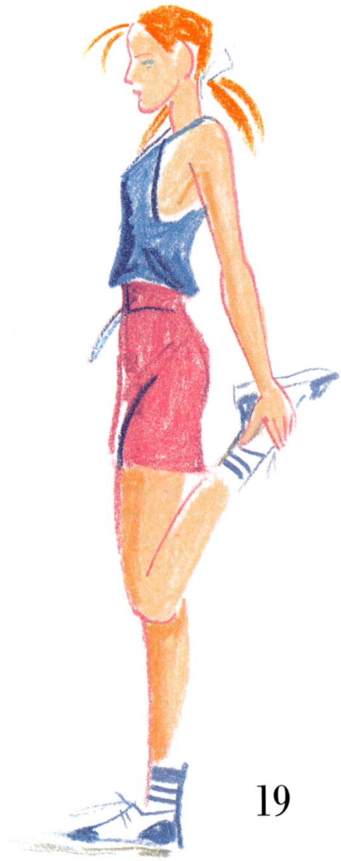

19

18

Die Hände auf den Rücken legen. Ein Bein beugen, das andere nach vorn strecken und die Ferse fest aufstellen. Jetzt mit geradem Rücken ganz langsam nach vorn dehnen. Dabei geradeaus gucken und die Anspannung 20 Sekunden lang halten. Seitenwechsel.

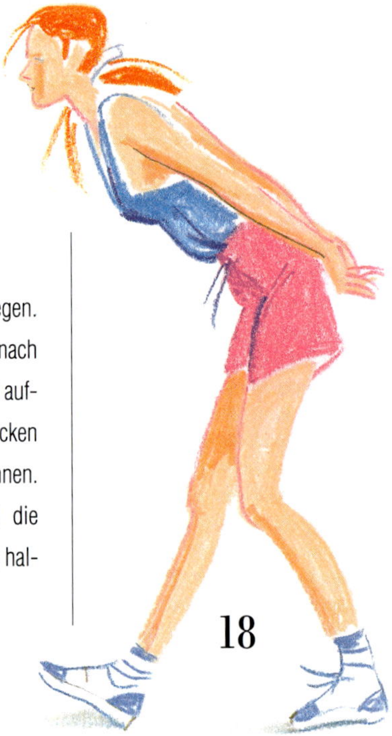

18

19

Mit einer Hand abstützen, mit der anderen den Fußknöchel umfassen und die Ferse zum Po ziehen. Bauch anspannen, Brust raus und die Position 20 Sekunden halten. Seitenwechsel.

20

Ein Bein zur Seite stellen, der Fuß zeigt nach vorn. Das andere Bein beugen und mit den Händen darauf abstützen. Brust raus, Blick nach vorn und die Spannung 20 Sekunden lang halten. Seitenwechsel.

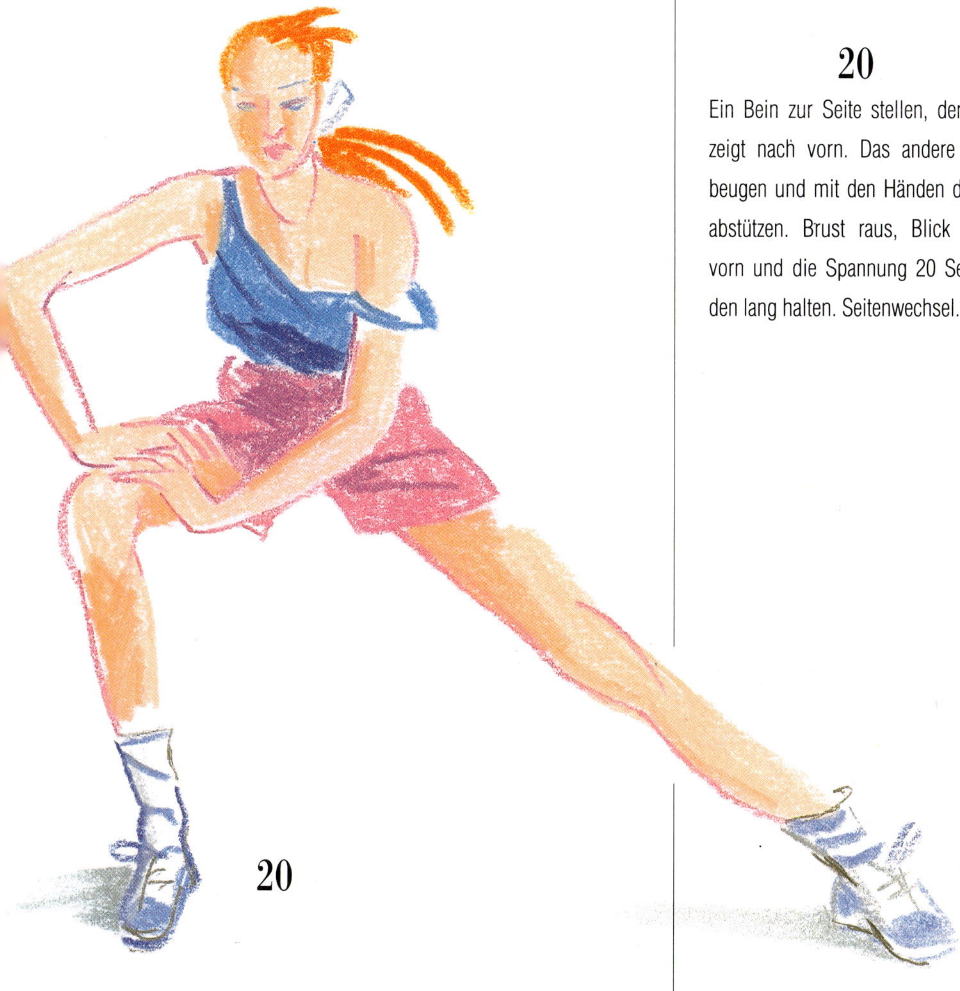

20

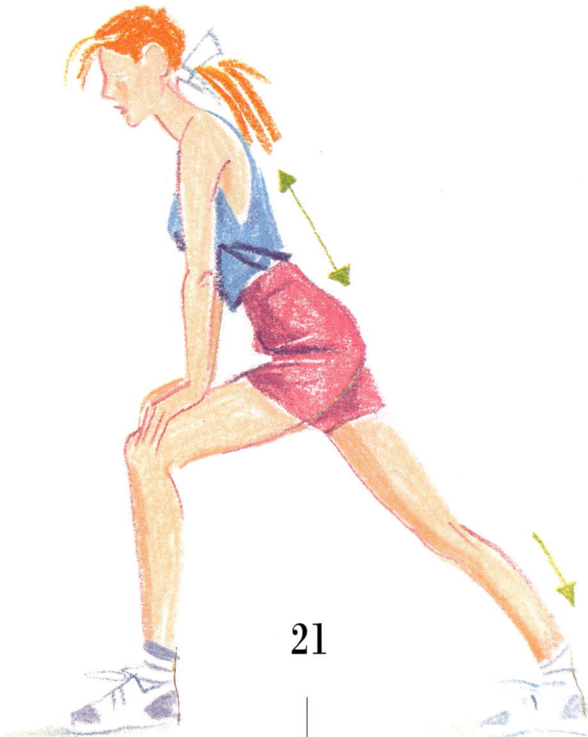

21

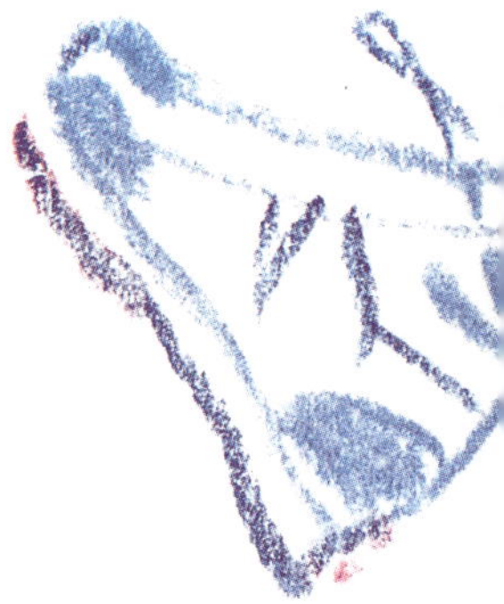

21

Ein Bein so weit nach hinten stellen, daß die Ferse noch den Boden erreicht. Das andere Bein beugen und mit den Händen abstützen. Rükken gerade lassen. 20 Sekunden halten. Seitenwechsel.

22

Auf den Rücken legen. Kopf anheben und die Knie mit beiden Armen anziehen. Die Position 20 Sekunden lang halten.

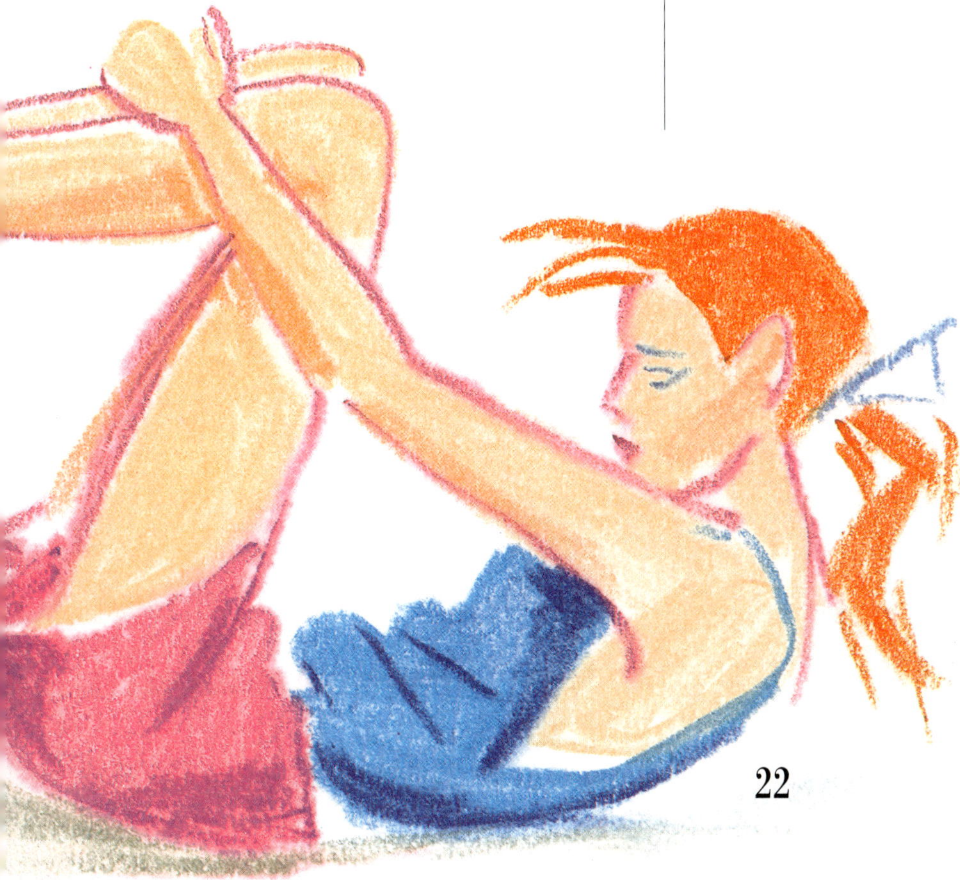

22

10 AUFBAUPROGRAMME

Mit dem Basisprogramm haben Sie sich aufgewärmt, für Kondition und Kraft gesorgt und die wichtigsten Muskeln gedehnt. Die richtige (und notwendige!) Vorbereitung, um mit einem dieser Aufbauprogramme weiterzumachen. Suchen Sie sich aus unseren zehn Angeboten Ihr maßgeschneidertes Zusatzprogramm heraus. Sie müssen sich dabei keineswegs ein für allemal festlegen, sondern können immer wieder zwischen verschiedenen Programmen wählen. Sie wissen selbst am besten, was Ihnen gerade guttut. Haben Sie Rückenschmerzen, oder ist Ihr Nacken vom vielen Sitzen verspannt? Sind Job oder Hausarbeit im Moment so anstrengend, daß Sie sich mit Gymnastik entspannen wollen? Im Winter möchten Sie sich vielleicht aufs Skifahren vorbereiten, im Frühjahr lieber etwas für die Figur tun. Wie lange Sie bei einem Aufbauprogramm bleiben, hängt ganz von Ihnen ab. Wählen Sie jeweils das genau auf Ihre Situation abgestimmte Programm aus. Wichtig ist nur, daß Sie immer zuerst das Basisprogramm turnen, bevor Sie mit dem Aufbautraining starten. So halten Sie Ihren ganzen Körper fit und tun außerdem genau das, was Sie persönlich gerade brauchen.

Nie mehr Rückenschmerzen

Gegen Nackenverspannungen

Bodystyling

Krafttraining mit Hanteln

Muskeln statt Cellulite

Das macht müde Beine munter

Trampolin-Training

Fit auf die Piste: Skigymnastik

Weg mit dem Streß

Das bringt Ausdauer

Basisprogramm

&

Fünf Kraft- und Dehnungsübungen, die die Wirbelsäule stützen.

Nie mehr Rückenschmerzen

Die meisten Frauen ab 30 haben Probleme mit ihrem Rücken. Kein Wunder: Wir bewegen uns viel zu wenig und viel zu einseitig. Vor allem beim stundenlangen Sitzen oder Stehen wird die Wirbelsäule falsch belastet. Die gesamte Rückenmuskulatur bekommt dadurch ein Bündel von Fehlinformationen und wird langfristig geschädigt. Die Folgen sind Hohlkreuz, Rückenschmerzen, Verspannungen und sogar vorzeitiger Gelenkverschleiß. Einige Muskeln verkürzen sich, andere wiederum werden schlaff oder stellen ihre Funktion ganz ein und versteifen. Dagegen können Sie etwas tun, indem Sie mit diesen Dehnungs- und Kraftübungen alle Muskelgruppen trainieren, die die Wirbelsäule stützen. Je langsamer Sie die Bewegungen ausführen, desto besser. Versuchen Sie, richtig in die Muskelbewegungen hineinzufühlen – dann sind die Übungen besonders effektiv.

1

Beine leicht grätschen, die Hände an die Hüften legen. Jetzt ein Knie zur Seite beugen, das andere strecken und den Arm mit der Handfläche langsam nach oben drücken. Leicht schräg und kräftig aus der Schulter heraus, dabei einatmen. Nicht nach vorn kippen! Langsam zurück in die Knie gehen und ausatmen – Seitenwechsel. 8mal.

1

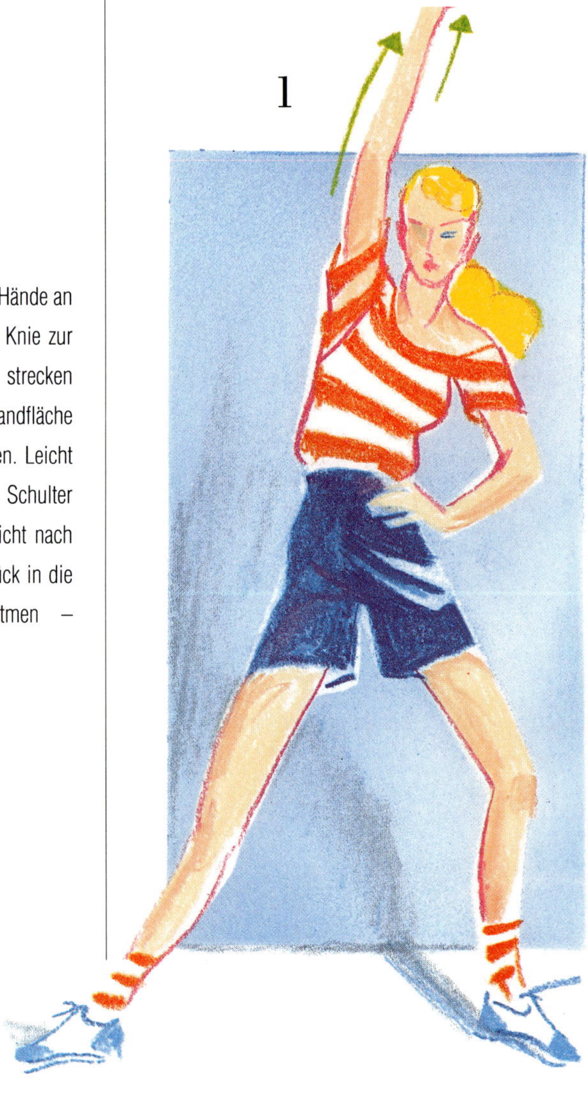

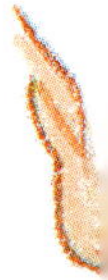

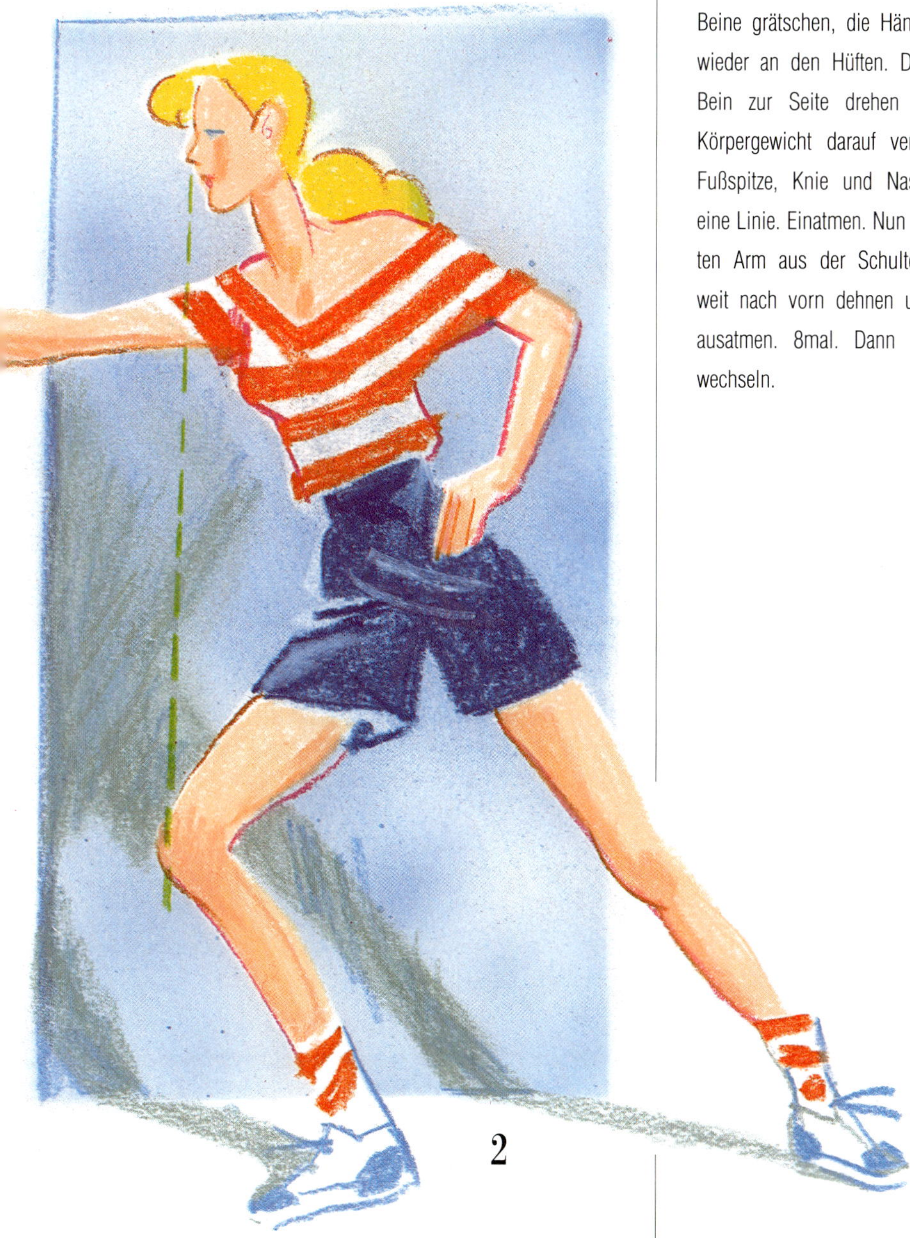

2

2

Beine grätschen, die Hände liegen wieder an den Hüften. Das rechte Bein zur Seite drehen und das Körpergewicht darauf verlagern – Fußspitze, Knie und Nase bilden eine Linie. Einatmen. Nun den rechten Arm aus der Schulter heraus weit nach vorn dehnen und dabei ausatmen. 8mal. Dann die Seite wechseln.

3

Hände auf die Hüften legen und mit geradem Rücken soweit in die Knie gehen, daß die Fersen noch fest am Boden bleiben. Ausatmen. Jetzt den ganzen Körper strecken – so hoch wie möglich. Die Handflächen zeigen nach oben. Dabei einatmen. 8mal.

3

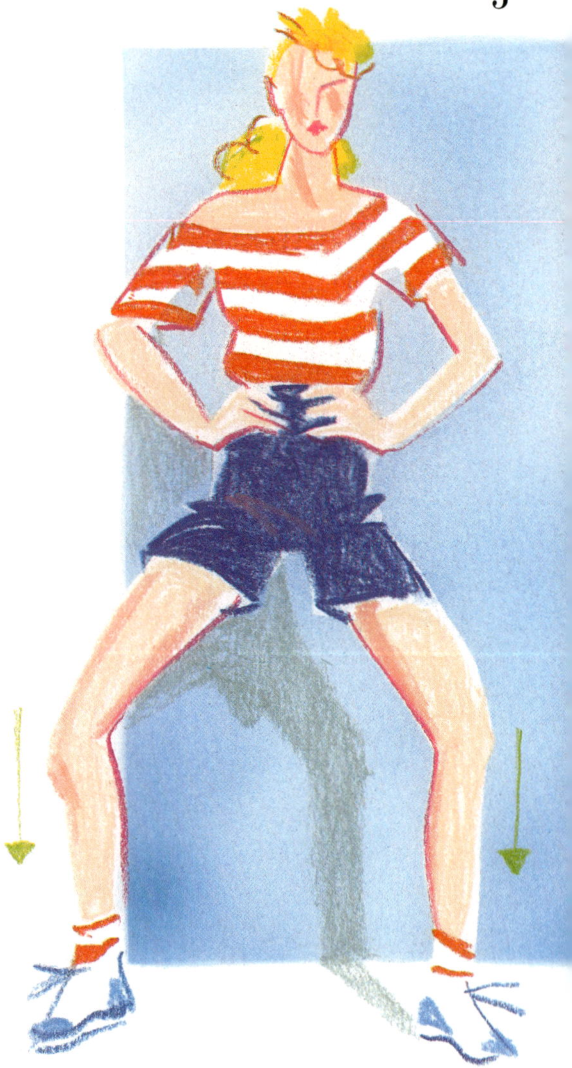

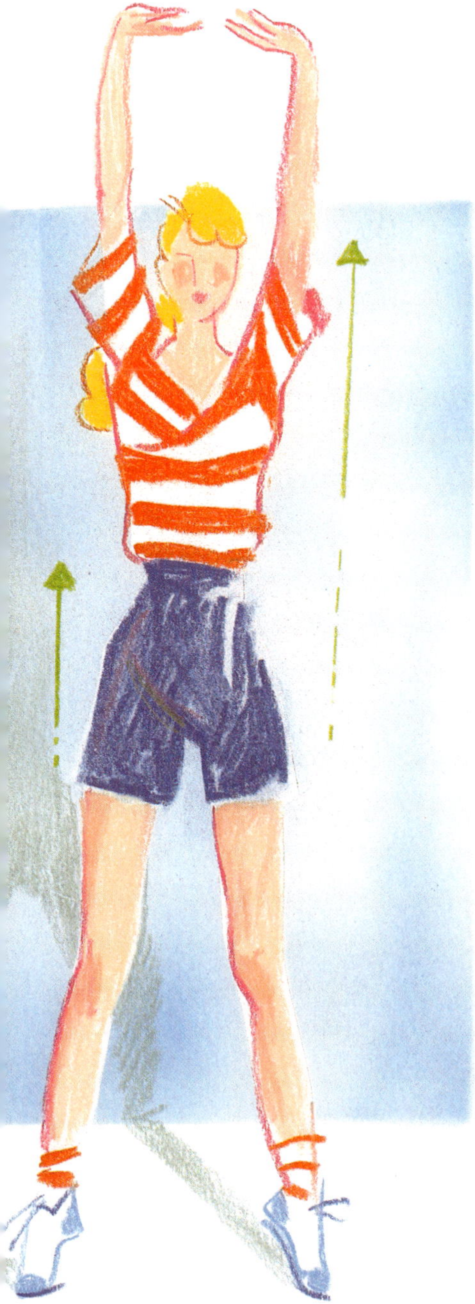

Richtig heben und tragen

Wenn man sich im Stehen bückt, lasten auf den Lendenbandscheiben allein durch die krumme Haltung etwa 140 Kilo. Wer jetzt noch etwas anhebt, belastet die Wirbelsäule zusätzlich. Deshalb beim Heben und Bücken möglichst mit geradem Rücken in die Knie gehen, das schont die Bandscheiben. Und dabei die Kraft aus den Beinen holen, nicht aus dem Kreuz.

4

Ein Bein zurück und das Gewicht nach hinten verlagern. Das hintere Knie beugen und mit geballten Fäusten langsam absenken. Dabei einatmen. Den Körper langsam wieder aufrichten und ausatmen. 8mal.

4

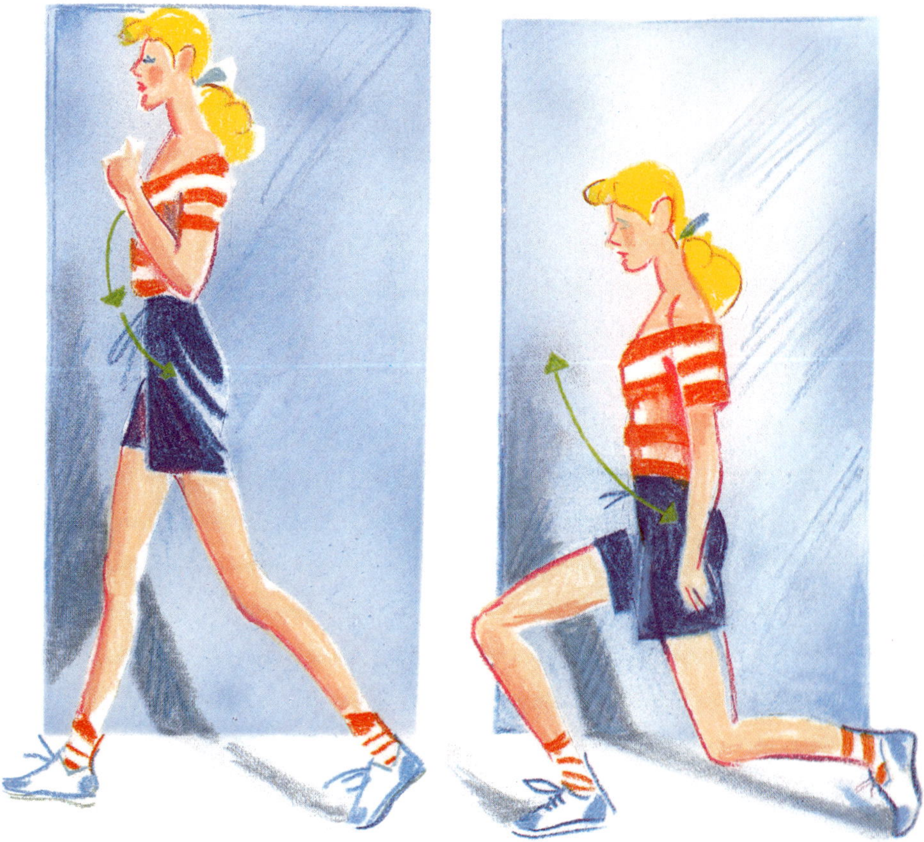

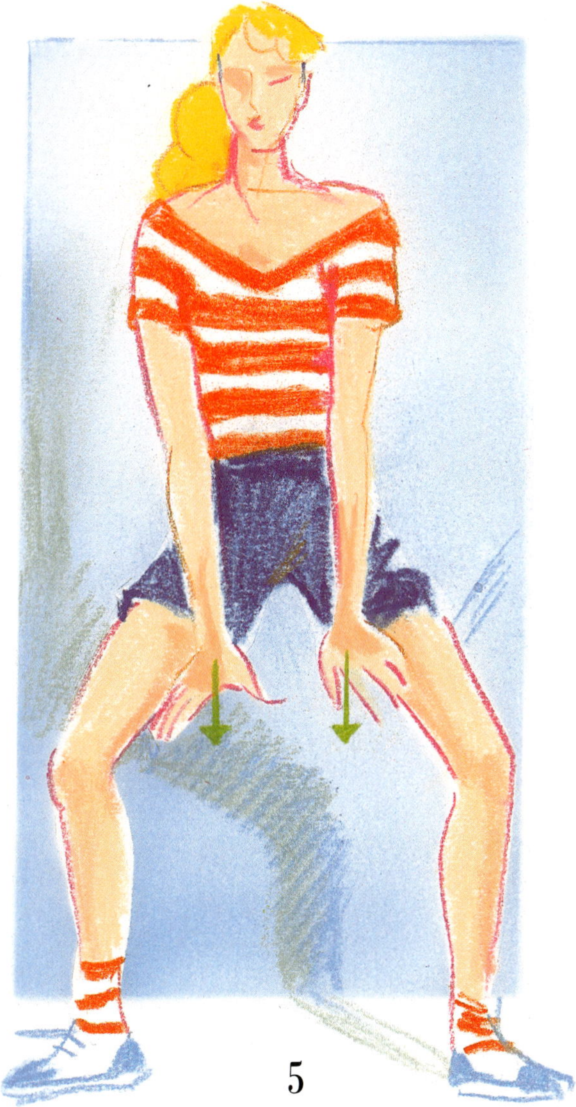

5

5

Die Fußspitzen zeigen nach außen. Mit geradem Rücken in die Knie gehen und die Handteller vor dem Körper nach unten drücken. 8mal.

Basisprogramm

&

Fünf Übungen, die sofort gegen Nacken- und Schulterverspannungen helfen.

Gegen Nackenverspannungen

Das kennt fast jeder: Plötzlich tut der Nacken weh, die Schultern sind total verspannt, der Kopf schmerzt; man mag sich überhaupt nicht mehr bewegen. Daran ist meist eine falsche Haltung schuld. Wer zum Beispiel verkrampft am Schreibtisch sitzt, quetscht die Bandscheiben so zusammen, daß sie nicht mehr ausreichend versorgt werden und mit der Zeit einfach verkümmern. Im Liegen belasten wir unsere Wirbelsäule bereits mit 25 Kilo, beim krummen Sitzen sind es 175 Kilo! Das Wichtigste ist also, daß wir uns eine gesunde Sitzhaltung angewöhnen: Wirbelsäule und Oberschenkel sollten einen rechten Winkel bilden, der Kopf bleibt immer aufrecht. Außerdem hilft gezielte Gymnastik. Die folgenden Übungen stärken die schlaffe oder durch einseitige Bewegungen verkürzte Muskulatur und stützen dadurch die Wirbelsäule.

1

Lockern der Halswirbelsäule: Setzen Sie sich gerade hin – auf den Fußboden oder einen Stuhl. Die Schultern hängen locker herunter. Schieben Sie jetzt das Kinn weit nach vorn. Das lockert die kleinen Wirbelgelenke zwischen Halswirbel- und Brustwirbelsäule und entspannt die Muskeln. 8mal wiederholen.

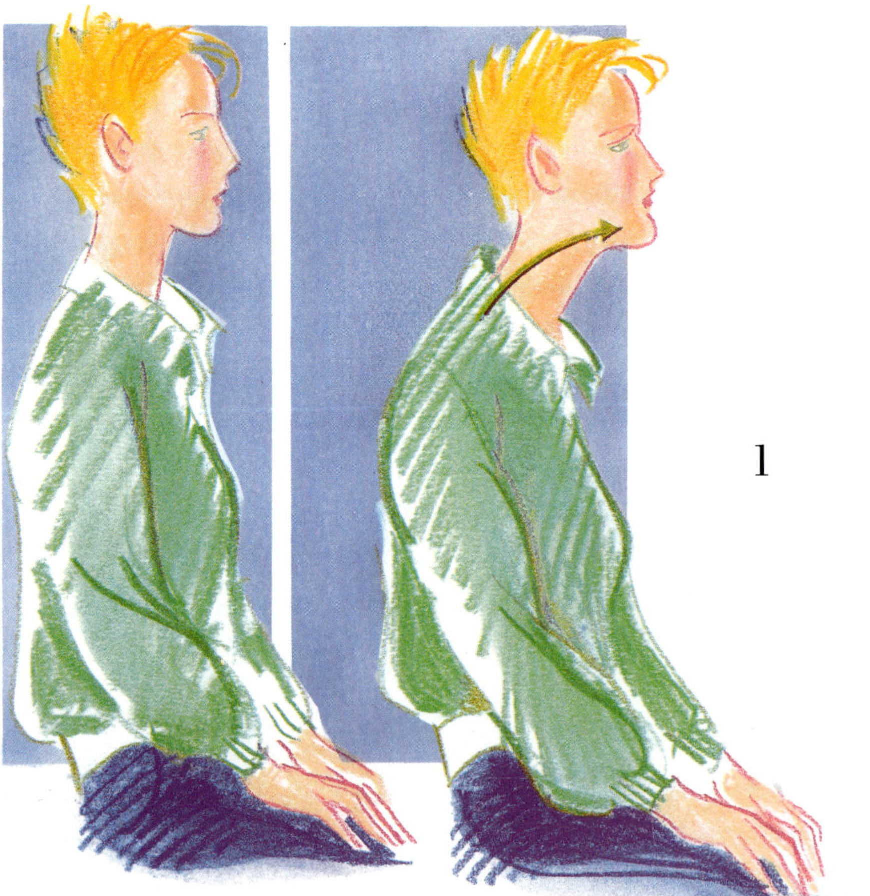

1

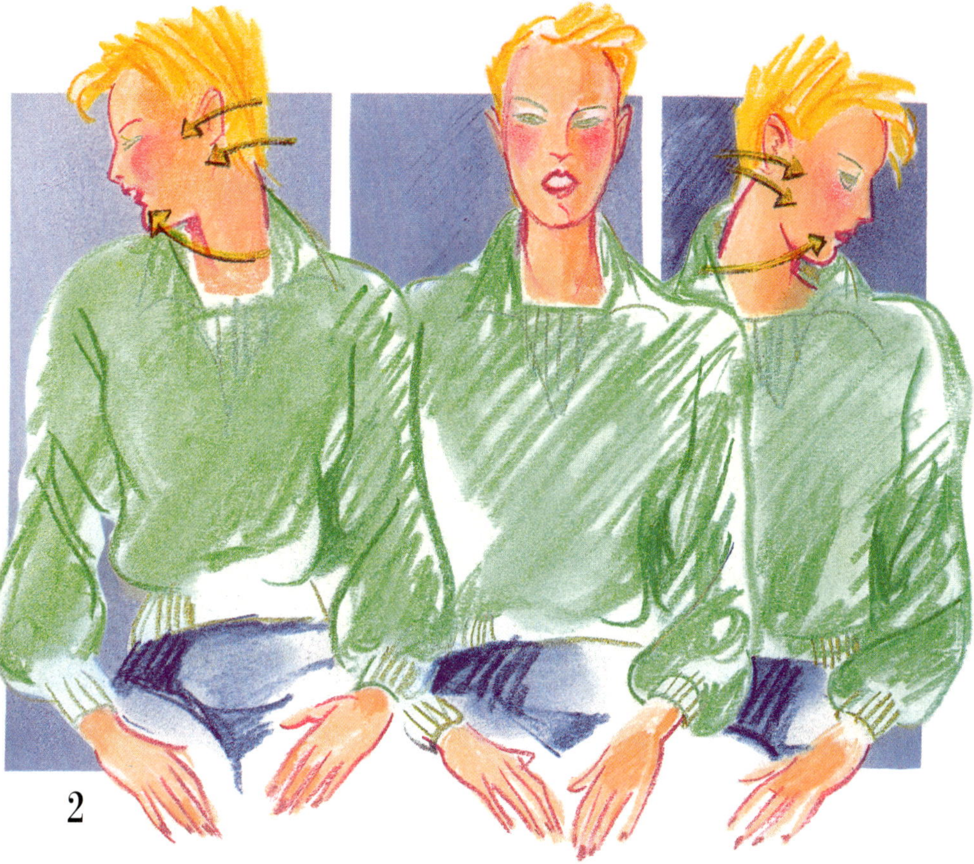

2

2

Lockern der kleinen Gelenke der Halswirbelsäule: So können Sie Nacken- und Schulterverspannungen vermeiden. Locker und gerade hinsetzen, den Kopf hängen lassen. Jetzt nur den Kopf weit zur Seite drehen und zweimal langsam nikken – 4mal zur rechten und linken Seite im Wechsel.

Die Übungen 1 und 2 bereiten die Muskeln auf die folgenden Dehnungs- und Kraftübungen vor.

3

Kräftigen der seitlichen und vorderen Halsmuskeln: Diese Muskeln brauchen viel Kraft, weil allein sie es sind, die den Kopf halten. Setzen Sie sich wieder gerade hin, und legen Sie den rechten Zeigefinger an den Knochen über der rechten Schläfe. Nun den Kopf leicht dagegen drücken – 8 Sekunden lang. Jetzt einen Zeigefinger an die Stirn legen und wieder 8 Sekunden lang mit dem Kopf sanft dagegen drücken. Dann den linken Zeigefinger über der linken Schläfe aufsetzen und die ganze Übung noch einmal wiederholen.

4

Dehnen der Schulter-, Nacken- und Schulterblattmuskeln: Setzen Sie sich kerzengerade hin, und neigen Sie zunächst das linke Ohr zur linken Schulter. Achten Sie darauf, daß Sie dabei wirklich nur den Kopf bewegen und nicht den Oberkörper. Legen Sie nun die linke Hand ans rechte Ohr, und drücken Sie beim Ausatmen die linke Schulter runter.

3

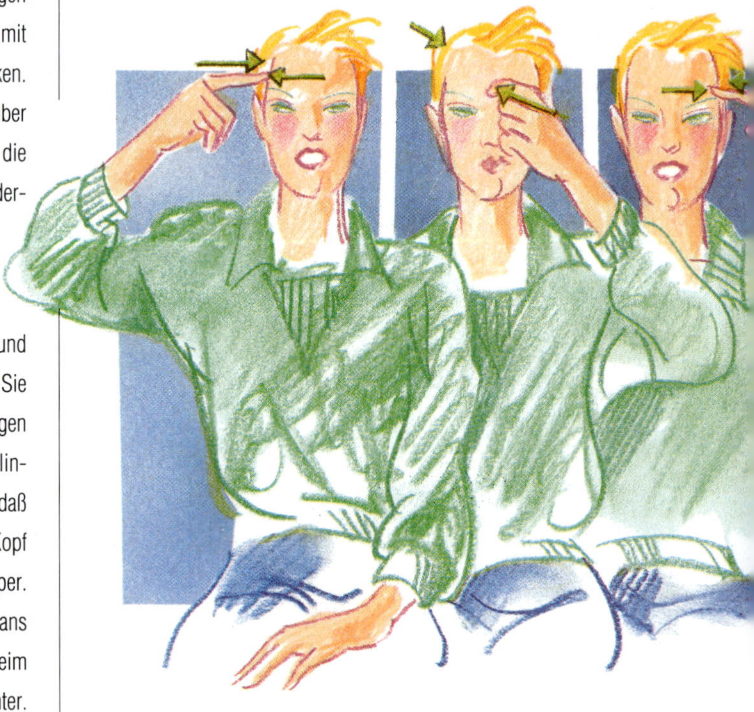

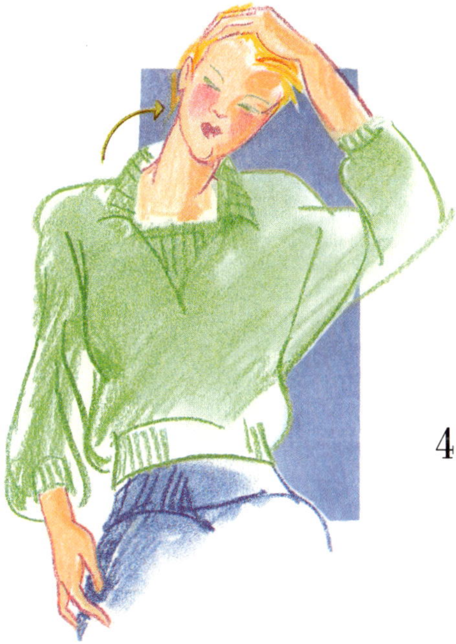

4

8 Sekunden in dieser Haltung bleiben und dabei weiteratmen. Sie spüren die Dehnung jetzt in der rechten Hals- Schulterpartie. Langsam in die Ausgangsposition zurückkommen, kurz entspannen und die Übung mit dem rechten Arm machen. 2mal.

5

Dehnen der Nackenmuskeln: Setzen Sie sich bequem hin, und achten Sie darauf, daß Ihr Rücken bei der Übung ganz gerade ist. Legen Sie nun die Hände übereinander auf den Hinterkopf, die Ellenbogen zeigen nach vorn. Jetzt den Kopf beim Ausatmen (!) ganz sanft nach unten ziehen. Die Schultern sind entspannt. Atmen Sie regelmäßig weiter, und lassen Sie das Gewicht der Arme 8 Sekunden lang wirken. Spüren Sie die Dehnung bis hinunter in den Rücken? Heben Sie nun den Kopf langsam wieder an. Arme fallen lassen und die Übung einmal wiederholen.

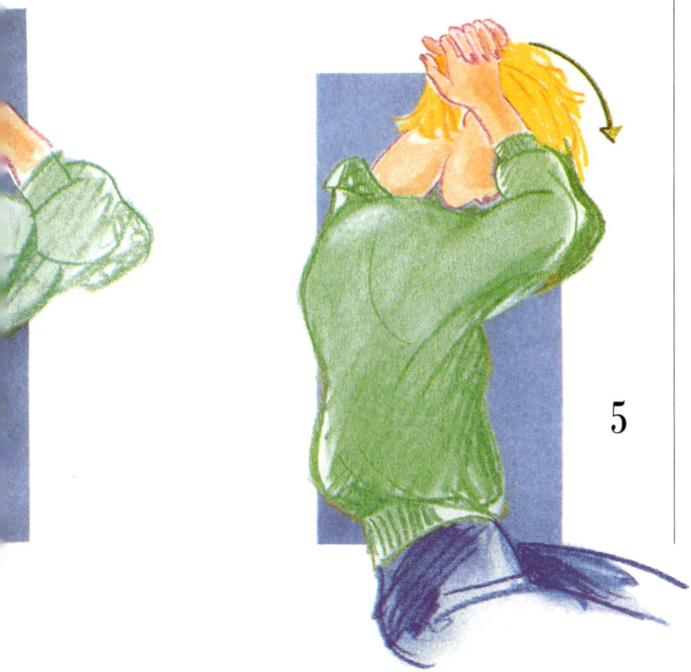

5

Basisprogramm

&

Fünf Kraftübungen für die Arm-, Bauch- und Brustmuskeln, damit sie schön straff werden.

Bodystyling

Bodystyling können Sie nicht nur im Fitneß-Studio machen, das geht genausogut zu Hause, ganz ohne Geräte. Während im Studio zum Muskelaufbau Gewichte gestemmt und geschoben werden, setzen Sie hier einen ganz natürlichen Widerstand ein: die Schwerkraft. Zusätzlich denken Sie sich Widerstände, die weggedrückt oder -geschoben werden. Das geht am besten, wenn Sie richtig in die Muskeln hineinspüren, jede Bewegung und Veränderung wahrnehmen. Dabei dürfen Sie keine Preßatmung machen. Es kommt darauf an, möglichst gleichmäßig zu atmen. In der Regel wird bei der Anspannung aus-, bei der Entspannung eingeatmet. Die einzelnen Bewegungen werden meist in drei 10er-Paketen (3x10 Wiederholungen) gemacht. Zügig durchtrainieren, dann folgt zum Entspannen eine Pause von 30 bis 60 Sekunden, und weiter geht´s mit dem nächsten 10er-Paket. Wer schon etwas mehr Kraft hat, schafft 20 oder sogar 50 Wiederholungen pro Trainingseinheit.

Ernährung

Wer abnehmen will, muß nicht unbedingt weniger essen. Oft reicht es, die Ernährung umzustellen. Fettkalorien werden zum Beispiel vom Körper viel schlechter verwertet als Kohlehydratkalorien, setzen deshalb eher an. Also zum Beispiel Pellkartoffeln essen, die viel Ballaststoffe, Vitamine und Mineralstoffe und wenig Kalorien haben, statt Pommes frites oder Bratkartoffeln. Eine gesunde Mischkost enthält 10 % Eiweiß, 25-30 % Fett und 60 % Kohlenhydrate.

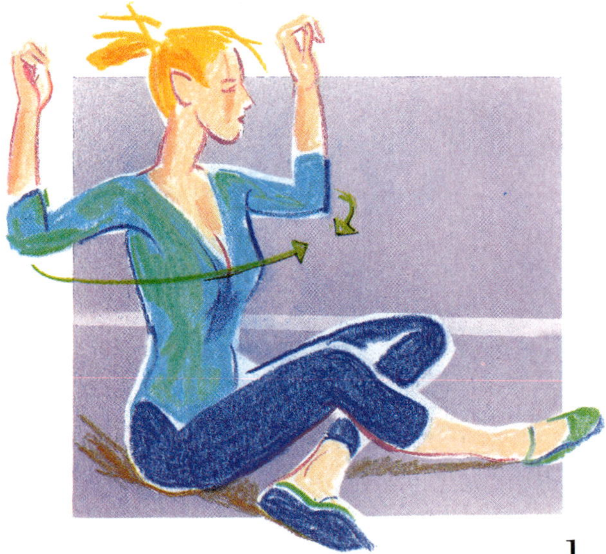

1

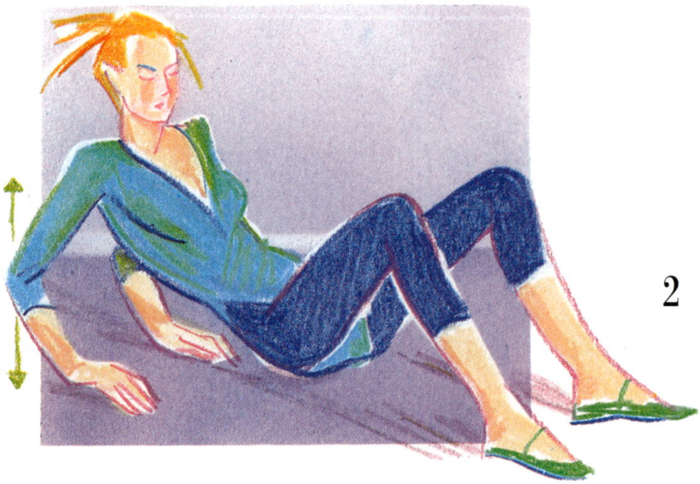

2

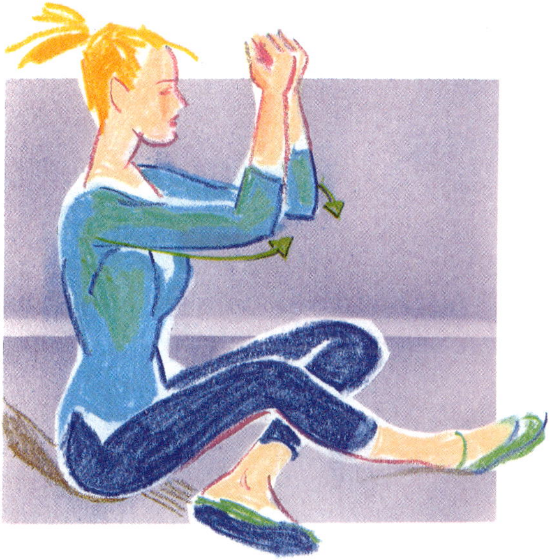

1

Brust: Im Schneidersitz die Ellenbogen vor dem Körper zusammenpressen und wieder zurückdrücken und zwar kräftig, gegen einen gedachten Widerstand. Beim Zusammenpressen ausatmen, beim Öffnen einatmen. Der Rücken ist gerade, die Schultern bleiben die ganze Zeit unten, bilden mit den Oberarmen eine waagerechte Linie. Die Unterarme sind im rechten Winkel nach oben abgeknickt. Die Übung 10x machen, dann 30 bis 60 Sekunden entspannen und wieder anfangen. Mit 3x10 Übungen starten, langsam auf 3x30 kommen.

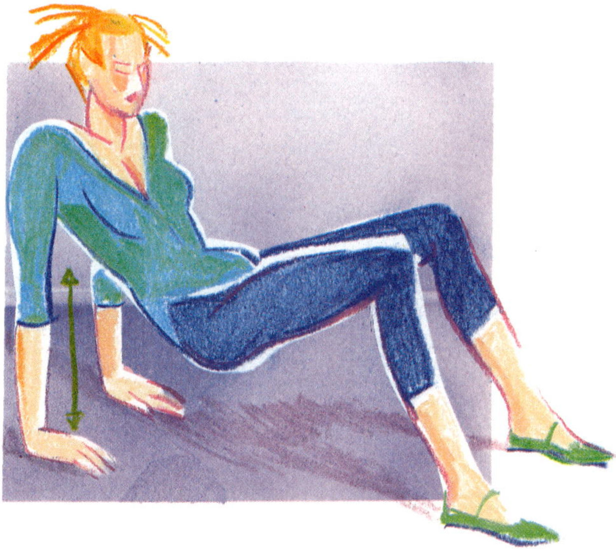

2

Trizeps: Auf den Boden setzen, die Beine stehen hüftbreit auseinander. Nach hinten legen, mit den Armen nach oben abstützen. Die Handflächen zeigen nach vorn und der Kopf bleibt aufrecht. Die Arme nicht ganz durchstrecken. Jetzt in den Armen etwas einknicken. Den Körper dabei nicht durchhängen lassen, sondern die Spannung halten. Die Arme anschließend wieder (fast) strecken. Der Körper hebt und senkt sich allein durch das Strecken und Beugen der Arme. Anfangs 3x10, später 3x30.

3

Bauch: Auf den Boden legen, Beine hüftbreit öffnen und die Hände hinter dem Nacken verschränken. Bauch einziehen, Po anspannen und Kopf und Schultern nach oben nehmen. Kopf und Nacken werden dabei von den Händen gestützt. Nicht nach vorn einrollen! Es fühlt sich an, als würden Sie am Brustbein von einem unsichtbaren Band nach oben gezogen. Die Nasenspitze zeigt die ganze Zeit zur Decke. Anfangs 3x10, später 3x30.

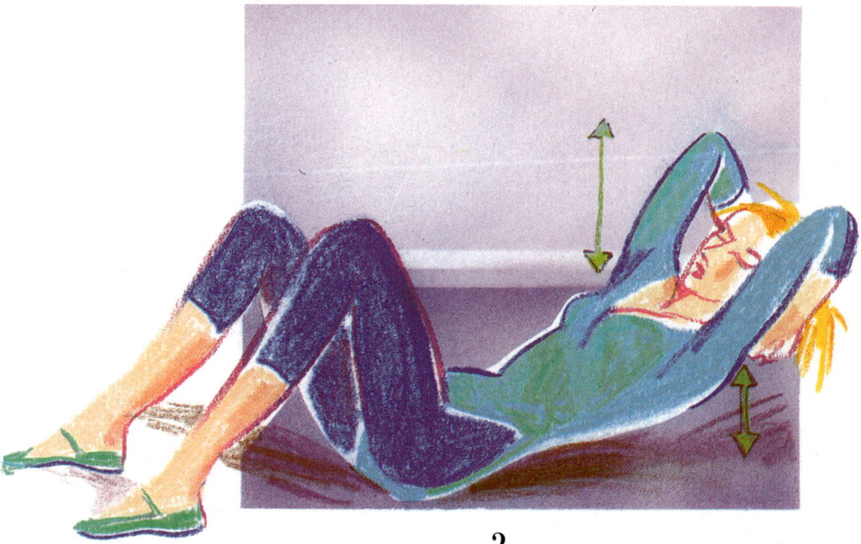

3

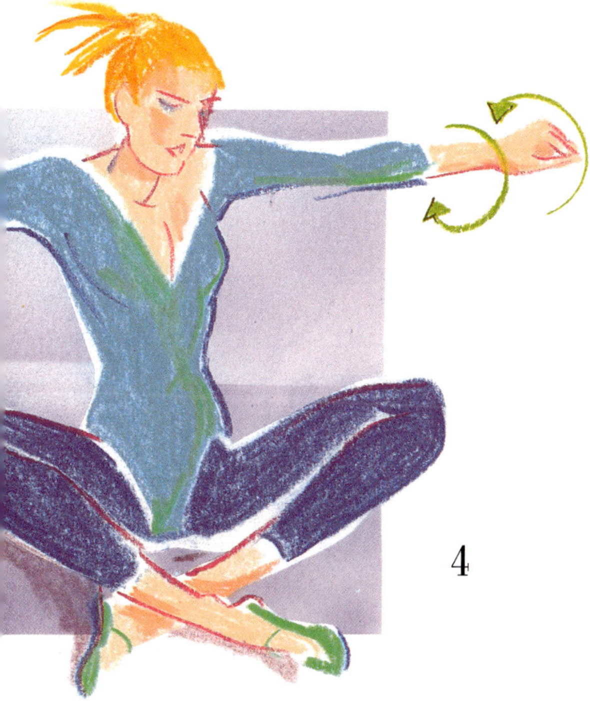

4

4

Schultern: Im Schneidersitz die Arme zur Seite nehmen (nicht ganz durchstrecken) und die Fäuste ballen. Ganz kleine Kreise nach vorn (10x) und zurück (10x) machen. Die Arme bleiben oben. Spüren Sie die Anspannung in den Schulterblättern? Dabei die ganze Zeit ruhig weiteratmen, sonst kriegt der Körper nicht genügend Sauerstoff. Mit 3x20 (vor und zurück) anfangen, später bis 3x50 steigern. Zwischen dem Vor- und Zurückkreisen jeweils eine kurze Pause machen.

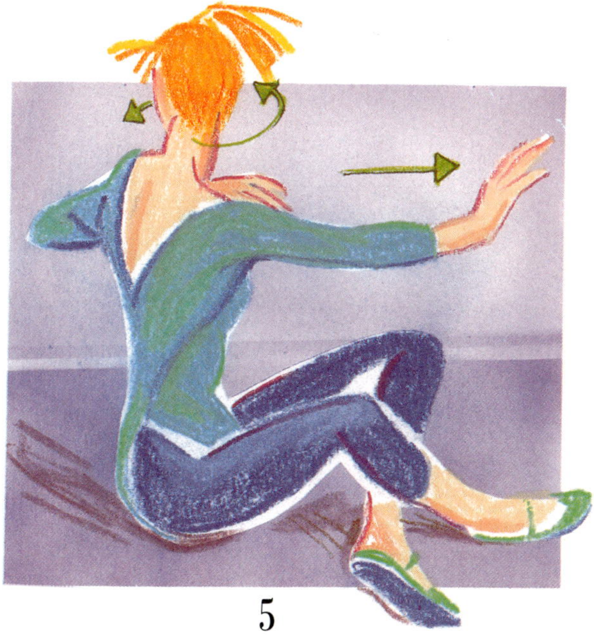

5

5

Taille: Im aufrechten Schneidersitz bleiben, der Po ist fest am Boden. Jetzt den Oberkörper so weit es geht zurückdrehen, über die Schulter nach hinten sehen. Dabei einen Arm mit nach hinten nehmen, den anderen kräftig nach vorn pressen. Immer im Wechsel, in fließenden Bewegungen. 3x10, später 3x30.

Basisprogramm

&

Fünf Kraft- und Dehnungsübungen für Taille, Rücken und Arme.

Krafttraining mit Hanteln

Machen Sie schnell schlapp, wenn Sie Einkaufstüten in den vierten Stock schleppen müssen? Oder joggen Sie zwar regelmäßig, tun aber nichts für den Oberkörper? Dann ist dieses Kraftprogramm ideal für Sie: Mit Hanteln, Gewichtsmanschetten oder sogenannten „Heavy Hands“ (schweren Händen) lassen sich Arm- und Rückenmuskeln ganz gezielt aufbauen. Beginnen Sie mit leichten Gewichten ab 500 Gramm. Achten Sie möglichst genau auf die Haltung, damit Sie sich nicht verdrehen oder Gelenke falsch belasten. Am besten, Sie kontrollieren sich anfangs vor einem großen Spiegel. Die Übungen werden in drei Sätzen gemacht, mit fünf Wiederholungen geht es los. Steigern Sie ganz allmählich die Anzahl der Wiederholungen pro Satz, bis Sie bei drei mal 15 angekommen sind. Zwischen den Sätzen machen Sie eine kurze Pause von etwa 30 bis 60 Sekunden. Nach jeder Übung sollten Sie die Muskeln lockern, indem Sie Schultern, Beine, Arme kräftig ausschütteln.

1

Taille: Stellen Sie sich gerade mit leicht gebeugten Beinen hin. Knie und Füße bilden eine Linie, Bauch und Po sind angespannt. Mit der rechten Hand in der Seite abstützen, die Hantel in die andere Hand nehmen und den Oberkörper mit gestrecktem Arm zur Seite neigen. Nach drei Sätzen Seitenwechsel.

2

Rücken: Machen Sie mit dem rechten Bein einen tiefen Ausfallschritt nach vorn. Stützen Sie sich mit dem linken Unterarm auf dem rechten Knie ab. Der Oberkörper ist gerade, Rücken und hinteres Bein bilden eine Linie. Nehmen Sie Hantel oder Manschette in die rechte Hand: die Handfläche zeigt nach vorn, der Arm ist gestreckt. Führen Sie das Gewicht jetzt nach hinten dicht am Körper vorbei. Dabei drehen Sie die Handfläche zum Körper, die Schulter hebt sich. Pressen Sie beim Zurückstrecken die Schulterblätter zusammen. Zurückkommen und von vorn anfangen. Seitenwechsel.

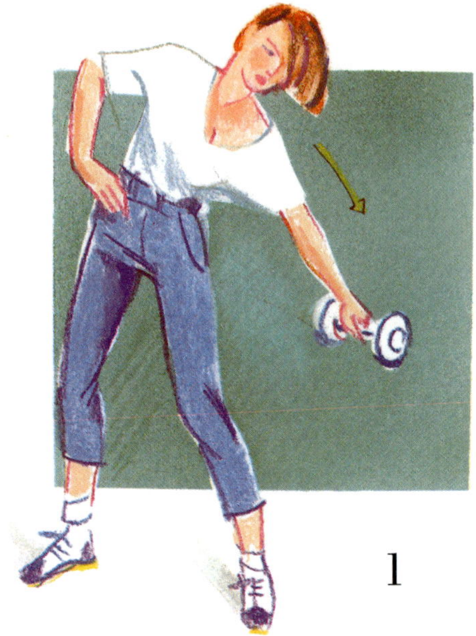

1

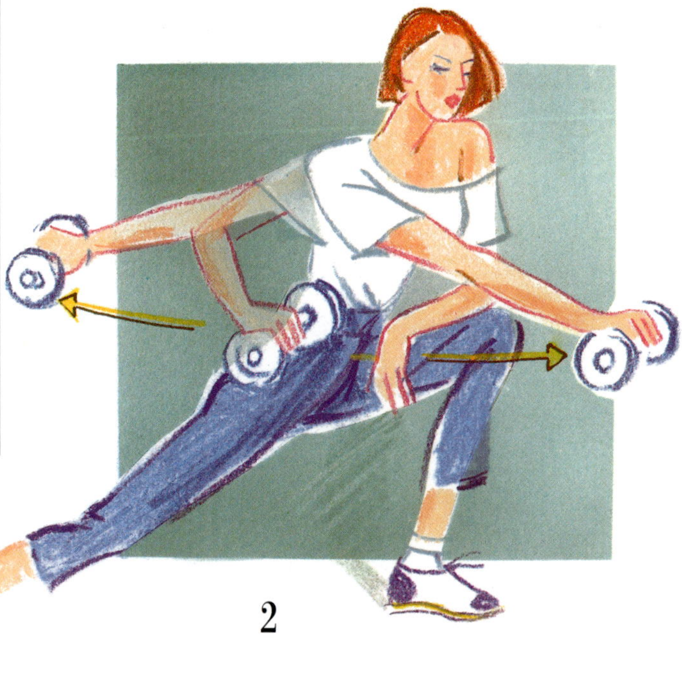

2

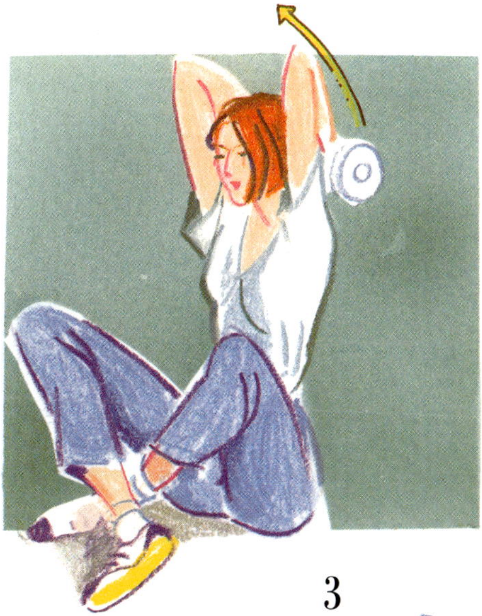

3

Arme: Setzen Sie sich in den Schneidersitz, fassen Sie eine Hantel mit beiden Händen und führen Sie sie hinter den Nacken. Die Ellenbogen sollten weit nach hinten gestreckt werden, aber dabei eng am Kopf bleiben. Jetzt die Arme langsam nach oben ausstrecken, ausatmen und wieder beugen. Bei dieser Übung werden nur die Unterarme bewegt, alles andere bleibt ruhig.

3

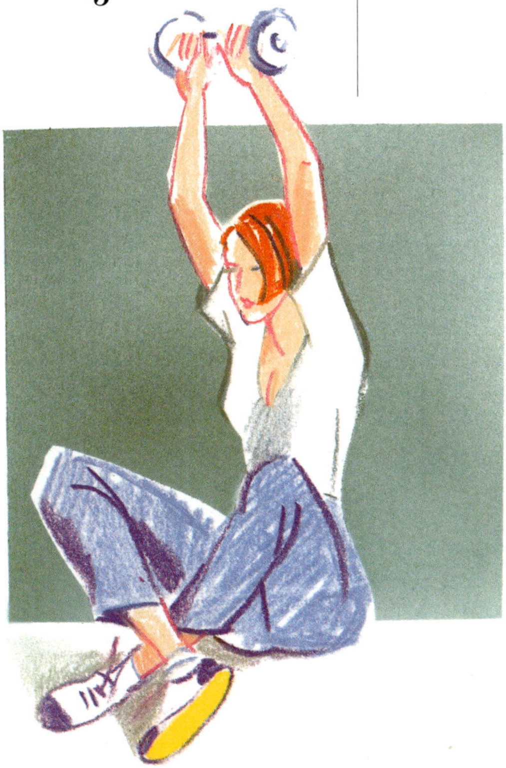

4

Zum Schluß zwei Dehnungsübungen (ohne Hanteln). Armdehnung: Im Schneidersitz bleiben, den linken Arm hinter den Kopf nehmen, die Hand auf dem rechten Schulterblatt ablegen. Beide Schultern sind ganz entspannt. Mit der rechten Hand den linken Ellenbogen sanft hinter den Kopf ziehen. 10 bis 20 Sekunden halten, dann die Seite wechseln.

5

Schulterdehnung: Aufrecht auf dem Boden sitzen, sich dabei richtig groß machen. Brust raus, Bauch rein. Die Arme nach hinten nehmen und die Hände hinter dem Körper falten. Die Schultern nach unten drücken und die Arme vorsichtig strecken. Wenn möglich, die Arme dabei etwas anheben.

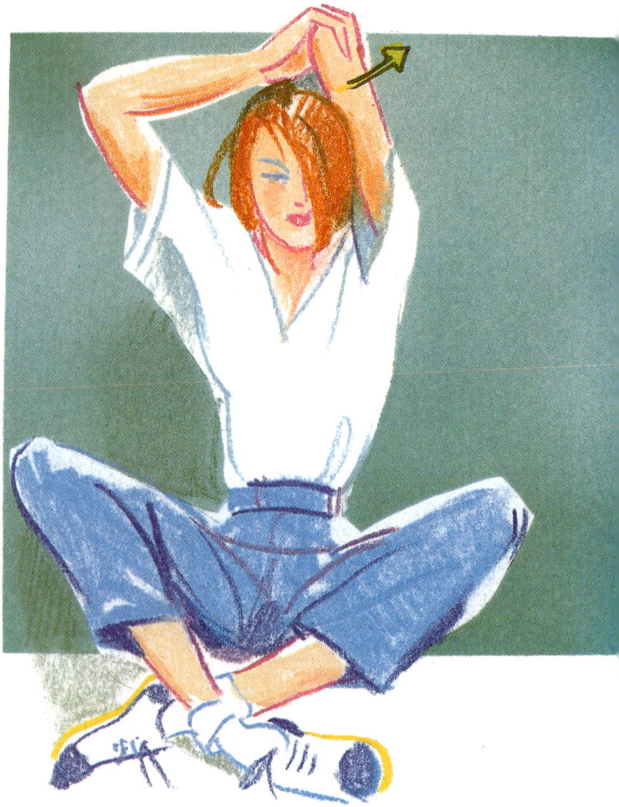

4

Muskeln vergessen schnell

Ein Muskel, der nicht benutzt wird, kann bis zu 50 Prozent seiner Kraft verlieren. Um ihn richtig wieder in Form zu bringen, braucht man etwa ein halbes Jahr. Dabei bringt „jeden Tag ein bißchen" viel mehr als ein Mammutprogramm ein-, zweimal die Woche. Bereits nach zwei bis drei Tagen beginnen die Muskeln nämlich zu vergessen. Sie brauchen deshalb kontinuierliche Reize, um fit zu bleiben.

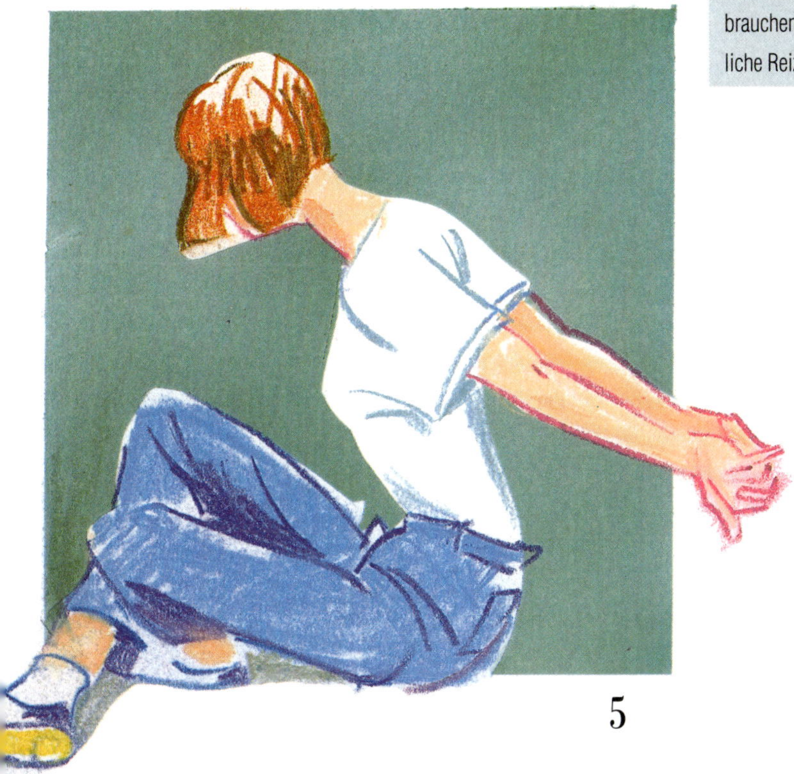

5

Basisprogramm

&

Fünf Kraftübungen gegen Cellulite an Oberschenkeln, Po und Hüften.

Muskeln statt Cellulite

Dellen an Oberschenkeln, Po oder Hüften werden wir nur so wieder los: Erstens müssen Fettzellen ab- und Muskeln aufgebaut werden, und zweitens muß das Wasser im Bindegewebe richtig fließen. Denn Cellulite ist nichts anderes als Fett, das in dicken Trauben gegen die Oberhaut drückt und die zarten Blutgefäße abquetscht. Dadurch staut sich Wasser zwischen den Zellen, und das Bindegewebe leiert mit der Zeit aus. Wenn Sie das Basisprogramm mit den folgenden Kraftübungen für Oberschenkel, Hüften und Po kombinieren, bringen Sie das aufgestaute Gewebewasser wieder in Fluß. Das Wasser hat nämlich im Unterschied zum Blutkreislauf keinen eigenen Motor, die Muskeln müssen die Pumparbeit leisten. Außerdem kommt bei dieser Fitness-Gymnastik viel Sauerstoff ins Blut, und den brauchen die Muskeln, um straffer zu werden und die verklumpten Fettzellen zu verdrängen. Sie müssen aber etwas Geduld haben: Wenn Sie dreimal pro Woche trainieren, dann sehen Sie nach ein paar Monaten die ersten Erfolge.

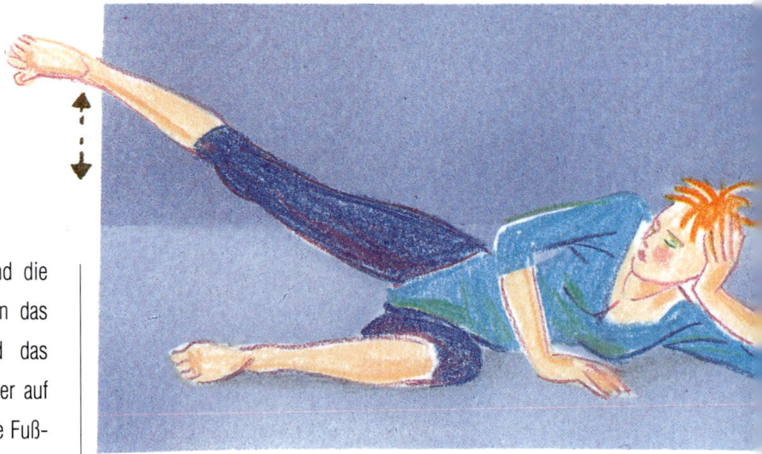

1

1

Lang auf die Seite legen und die Hüfte nach vorn kippen! Nun das untere Bein anwinkeln und das obere etwa fünfzehn Zentimeter auf und ab bewegen. Dabei ist die Fußspitze angezogen und zeigt Richtung Boden. Achten Sie darauf, daß sich wirklich nur das Bein bewegt und nicht etwa Hüfte und Taille. Wiederholen Sie die Übung am Anfang des Trainings 20mal (später bis zu 50mal), und wechseln Sie dann die Seite.

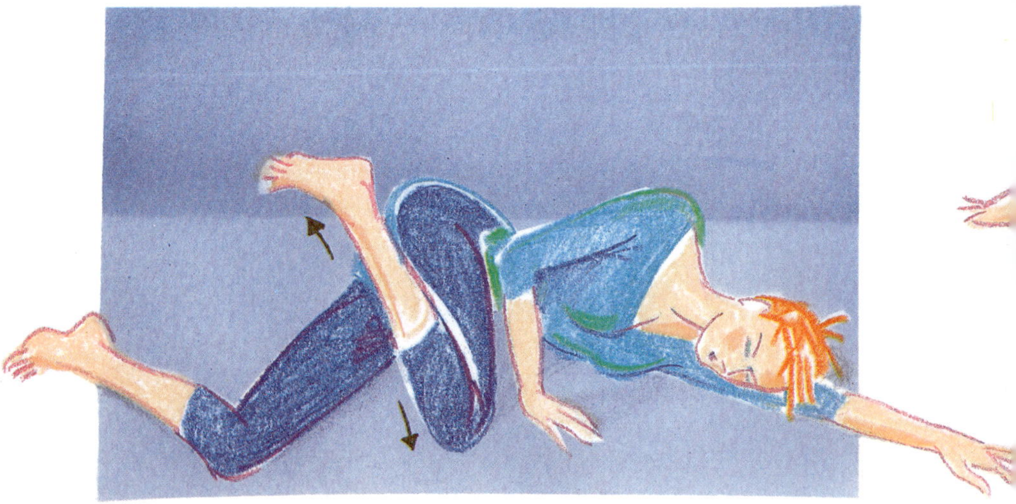

2

2

Auf der Seite liegenbleiben, aber diesmal gemütlich den Kopf auf den Arm legen und beide Knie anwinkeln. Die Hüfte ist wieder vorgekippt, der Rücken gestreckt. Jetzt mit dem oberen Knie so weit vorn wie möglich den Boden berühren, dann das Bein von der Ferse aus langsam nach oben strecken. Die Fußspitze ist dabei wieder angezogen. Fangen Sie mit zehn Wiederholungen an, und steigern Sie sich nach und nach auf 30. Seitenwechsel.

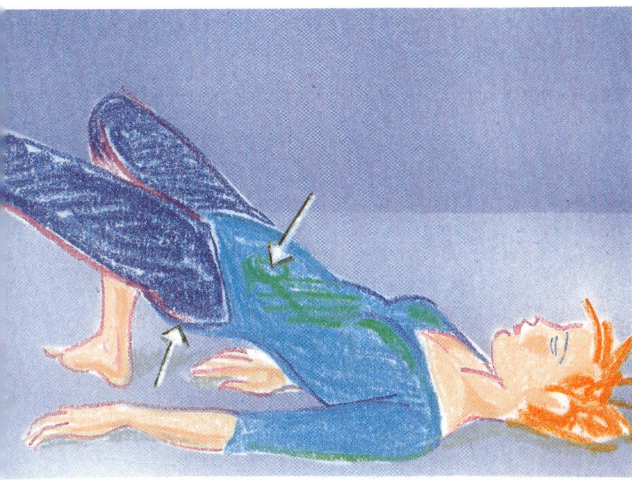

3

3

Auf den Rücken legen, die Füße etwa schulterbreit auseinander auf den Boden stellen. Nun den Bauch einziehen, den Po anspannen und anheben. Dabei bleibt der Rücken rund! Jetzt spannen Sie den Po noch fester an und lassen ihn wieder locker – immer im Wechsel. Am Anfang 20mal, später bis zu 50mal. Das Atmen nicht vergessen!

Massage und Diät

Am besten packen Sie die Orangenhaut gleich von allen Seiten an: Massage (per Hand oder mit speziellen Cellulite-Rollern) fördert die Durchblutung und bringt dadurch gestautes Wasser im Bindegewebe wieder in Fluß. Auch Entwässerungstechniken, wie zum Beispiel Lymphdrainagen (bei der ausgebildeten Kosmetikerin), ziehen überflüssiges Wasser aus dem Gewebe ab. Und eine ausgewogene Ernährung sorgt dafür, daß sich nicht noch mehr Fettzellen bilden. Also wenig Fett und Eiweiß essen, dafür viel mehr Kohlenhydrate. Die Brigitte-Diät hilft dabei, die Ernährung auch langfristig auf eine gesunde Mischkost umzustellen.

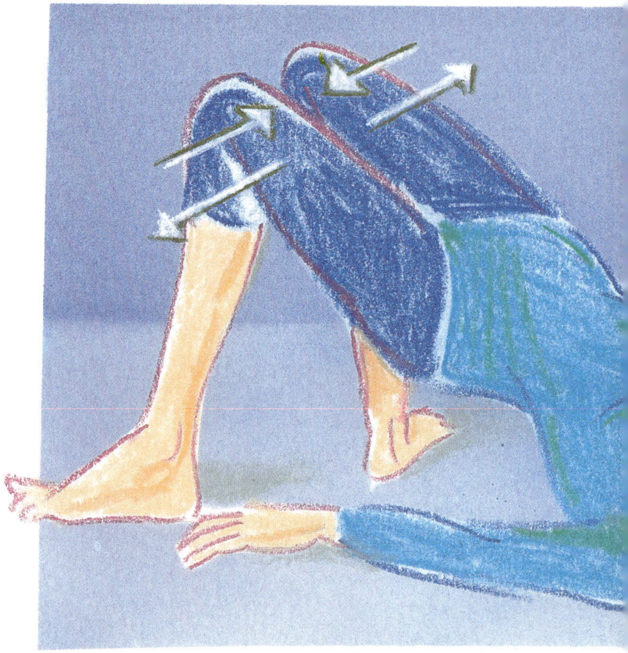

4

4

Diese Übung funktioniert ähnlich wie die vorige. Aber diesmal lassen Sie den Po angespannt und bewegen nur die Beine: Knie abwechselnd zusammen und wieder nach außen pressen, ohne dabei den Po abzusenken. 20- bis 50mal.

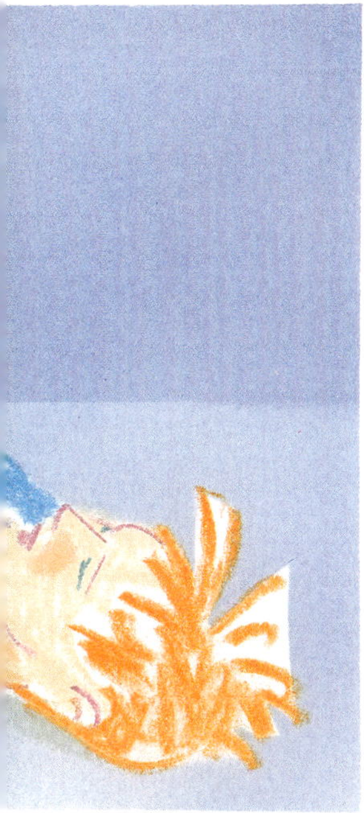

5

Stellen Sie sich eine Abfahrts-Skiläuferin vor: Die Knie sind stark gebeugt, der Po ist nach hinten gestreckt, der Rücken gerade. Federn Sie jetzt leicht auf und ab, der Po kommt dabei nie tiefer als die Knie. Zunächst bis 30 zählen, später auf 50 steigern. Bei der Übung mit beiden Füßen fest auf dem Boden bleiben!

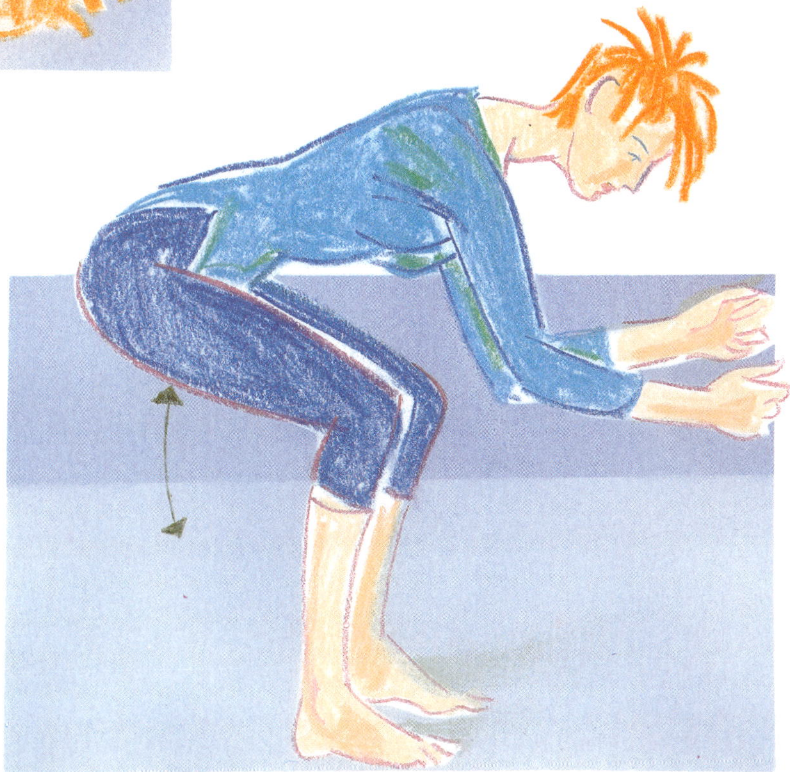

5

Basisprogramm

&

Fünf Lockerungs- und Dehnungs-Übungen gegen schwere Beine und geschwollene Füße.

Das macht müde Beine munter

Stundenlanges Stehen ist eine Tortur für die Beine. Und schon ein Einkaufsbummel kann für strapazierte Beine ganz schön anstrengend sein. Abends sind sie geschwollen und schmerzen. Kein Wunder, denn bei einseitiger Belastung wird das Blut durchs Herz zwar in die Beine gepumpt, schafft aber den Weg nicht mehr zurück. Dafür braucht es nämlich Muskelkraft, die bei „eingefrorenen" Bewegungen fehlt. Die Folge: Viel zu viel Wasser wird aus den Gefäßen ins Gewebe gepreßt und staut sich in Füßen und Beinen. Dagegen sind diese fünf Übungen genau das Richtige! Die Beinmuskeln werden entspannt und durchblutet, das Gewebewasser fließt wieder, die Schwellungen klingen ab. Was zusätzlich schnell hilft: Die Beine mit kaltem Wasser abspritzen. Bei den Knöcheln anfangen, mit dem Wasserstrahl an den Innenseiten der Beine hochgehen und außen langsam wieder nach unten kommen. Das treibt das Blut wieder zurück in den Kreislauf.

1

Beine hoch: Legen Sie die Beine möglichst hoch gegen eine Wand – der Po ist ganz dicht an der Fußleiste. Jetzt die Augen schließen, und alle Muskeln entspannen. Genießen Sie 1 bis 2 Minuten, wie leicht sich Ihre Beine anfühlen.

2

Radfahren: Auf den Rücken legen, die Arme liegen locker neben dem Körper. Und nun radeln Sie los – im dritten Gang bergauf! Sie zeichnen also mit Kraft möglichst langsam große Kreise in die Luft, 20 mal vorwärts, 20 mal rückwärts. Anschließend die Beine flach auf den Boden legen.

1

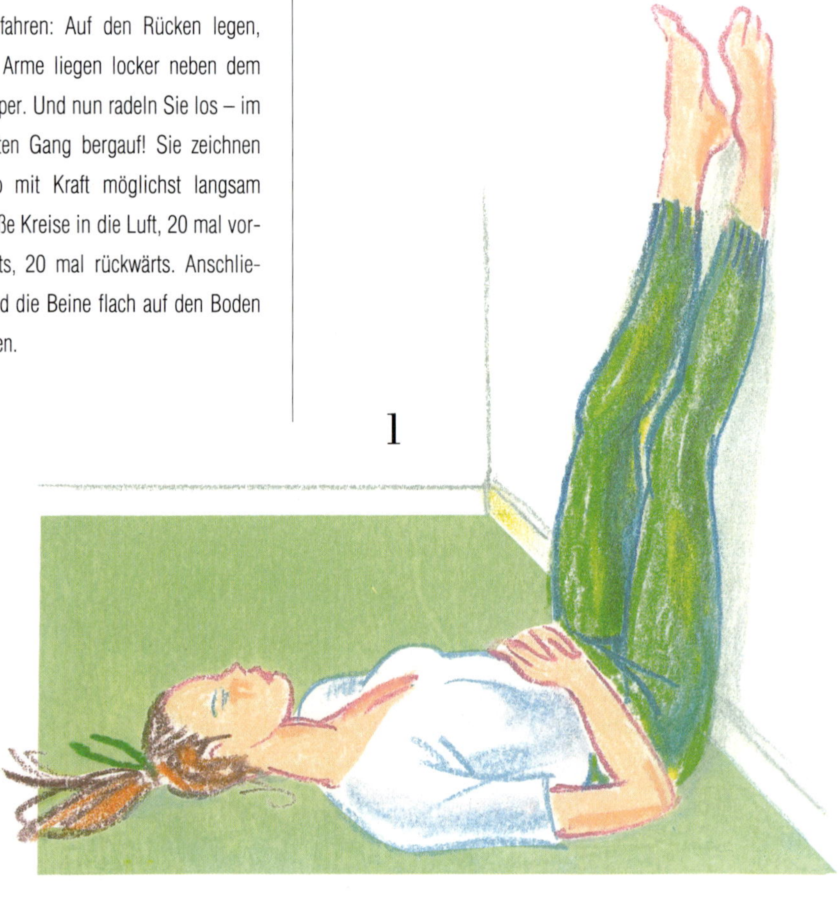

Soforthilfe für unterwegs

Gut sind feuchte Tücher für die Unterschenkel. Wenn kein Wasser erreichbar ist: Spezielle Sprays und Gele für die Beine fühlen sich angenehm kühl auf der Haut an und werden einfach über Strümpfe oder Strumpfhose aufgetragen.

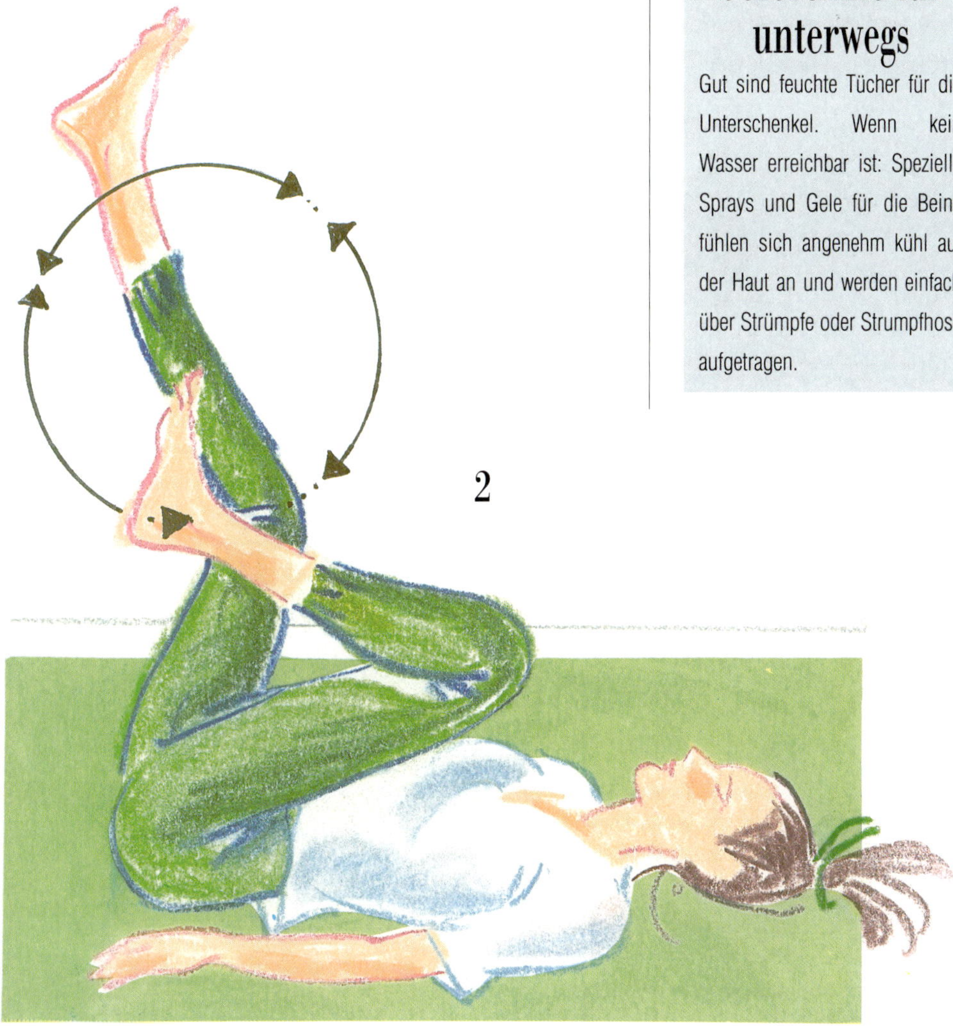

2

3

Beine lockern: Legen Sie sich ganz entspannt auf den Boden, die Hände liegen neben dem Körper. Jetzt die Fußspitzen anziehen und zueinander drehen. Die Spannung 5 Sekunden lang halten (das Atmen nicht vergessen!) und loslassen. Die Fußspitzen fallen entspannt nach außen. 3mal wiederholen.

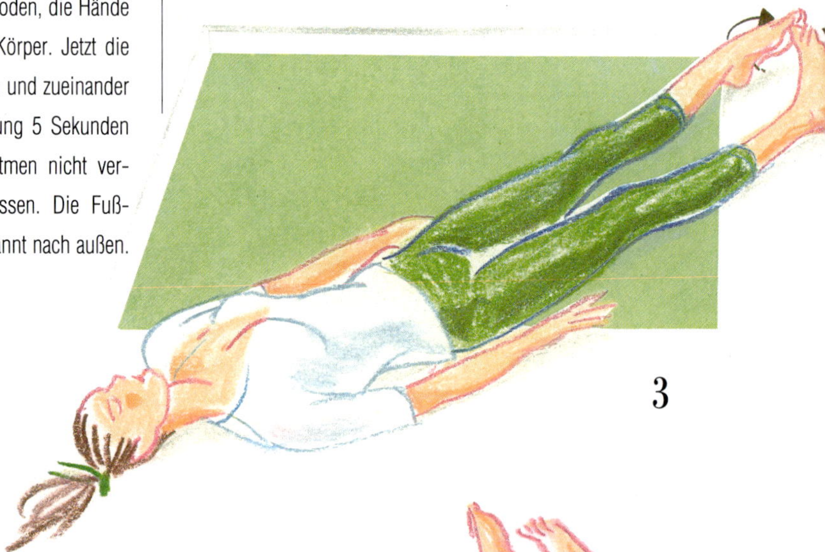

3

4

Füße entspannen: Sie liegen auf dem Boden, heben die Beine locker hoch und schütteln die Füße erst mal kräftig aus. Nun die Fußspitzen langsam anziehen und wieder

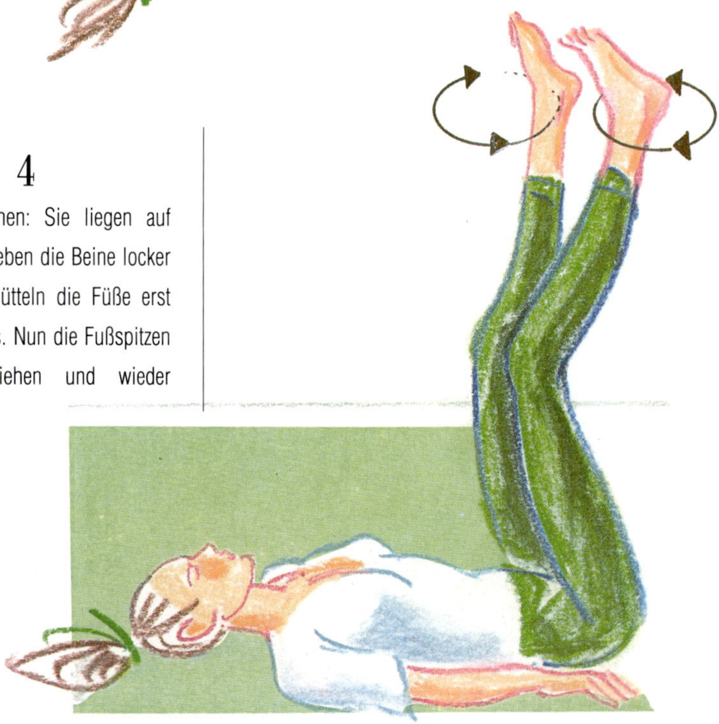

4

strecken (5mal). Dann mit den Füßen weite Kreise ziehen – 5mal rechts- und 5mal linksherum. Aber wirklich nur die Füße bewegen, nicht die Beine!

5

Oberschenkel stretchen: Beine an den Bauch ziehen. Mit den Händen von innen die Knie fassen, und die Beine sanft auseinanderdrücken. Bis 20 zählen. Wieder lockern.

Jetzt beide Beine ganz langsam durchstrecken und dabei grätschen. Die Hände drücken die Knie wieder vorsichtig nach außen. Bis 20 zählen.

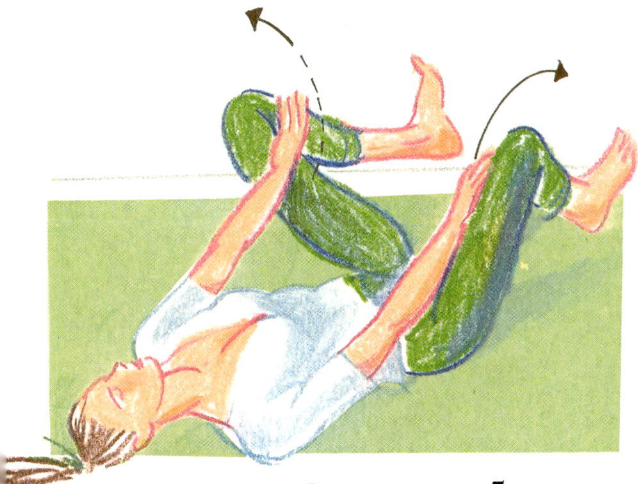

5

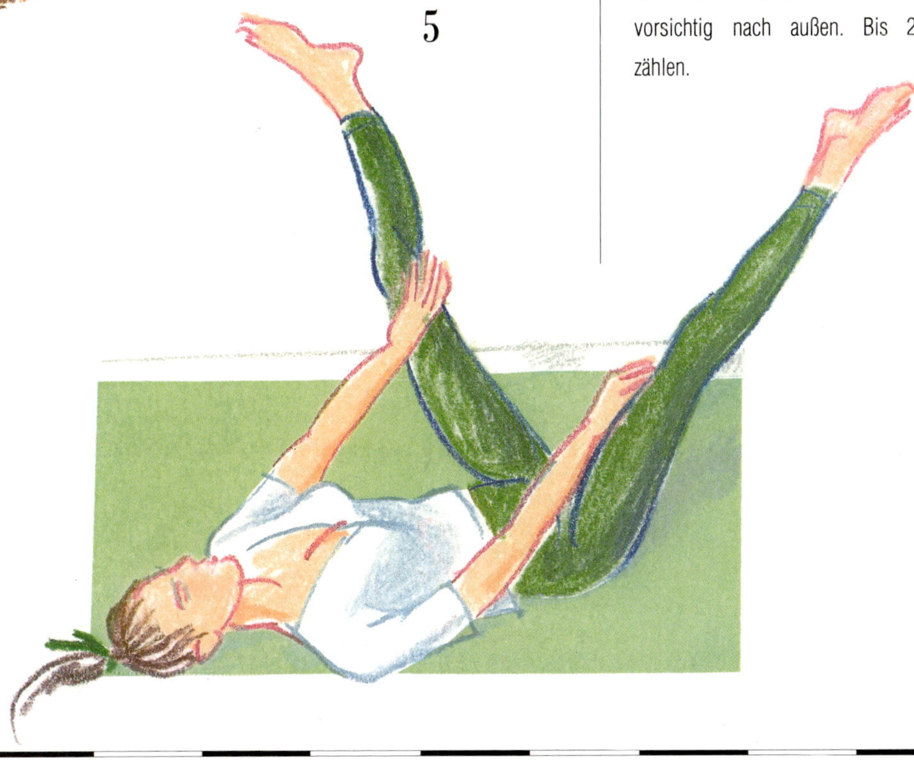

Basisprogramm

&

Vier Übungen auf dem Trampolin für Kraft, Beweglichkeit und Ausdauer.

Trampolin-Training

Beim Trampolinspringen wird jede Bewegung so gut abgefedert, daß auch der beste Schwingboden in Turnhallen oder Fitness-Studios nicht mithalten kann. Die Übungen sind deshalb ideal für Frauen mit Gelenkproblemen und genau das Richtige für alle, die zu viele Pfunde auf die Waage bringen. Wer das Trampolinprogramm – zusätzlich zum Basisprogramm – etwa 10 Minuten macht, stärkt vor allem die großen Muskelgruppen (das sind etwa 80 Prozent der gesamten Muskulatur), ohne dabei Bänder oder Gelenkkapseln zu strapazieren. Deshalb bereitet dieses Programm den Körper auch optimal aufs Jogging vor. Mollige können nämlich beim Laufen Probleme mit den Sprunggelenken kriegen, weil bei jedem Schritt etwa das doppelte Körpergewicht auf einem Fuß lastet. Und wer lange keinen Sport mehr gemacht hat, dem fehlt ganz einfach die Muskelkraft für ein intensives Ausdauertraining. Wer regelmäßig hüpft, ist nicht nur fürs Laufen, sondern genauso für die ganz alltäglichen Bewegungen bestens gerüstet.

1

Stellen Sie sich mit steifen Beinen - am besten barfuß oder mit Socken - auf das Trampolin, und versuchen Sie, erst mal ein Gefühl fürs Balancieren zu kriegen. Dann locker etwas in die Knie gehen, die Arme seitlich ausstrecken und mit beiden Füßen gleichzeitig auf- und abschwingen. Noch nicht hüpfen.

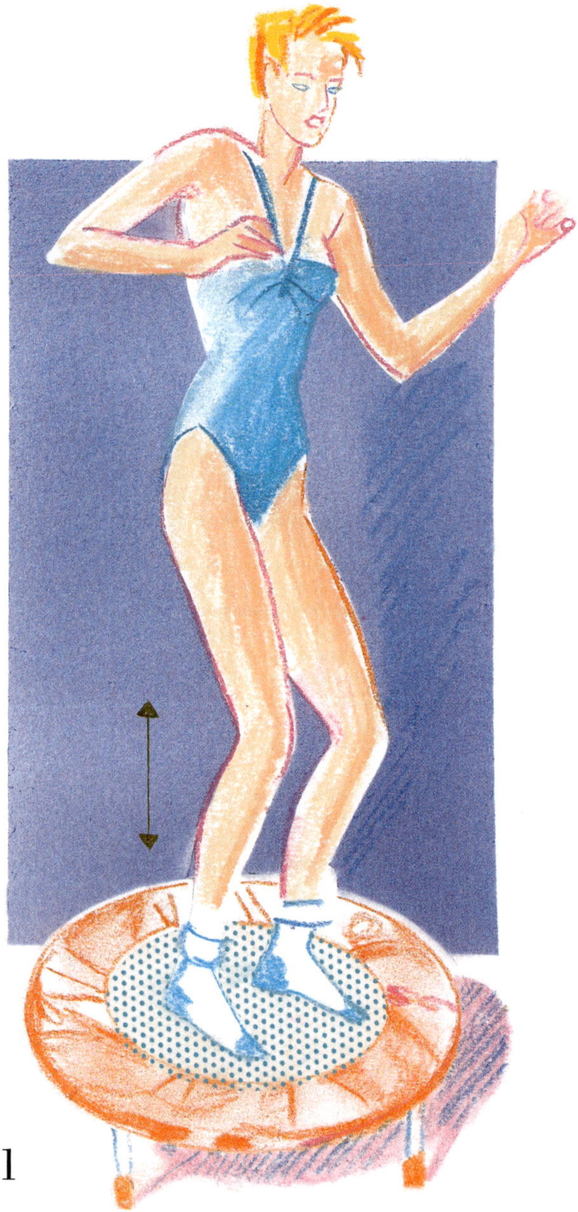

1

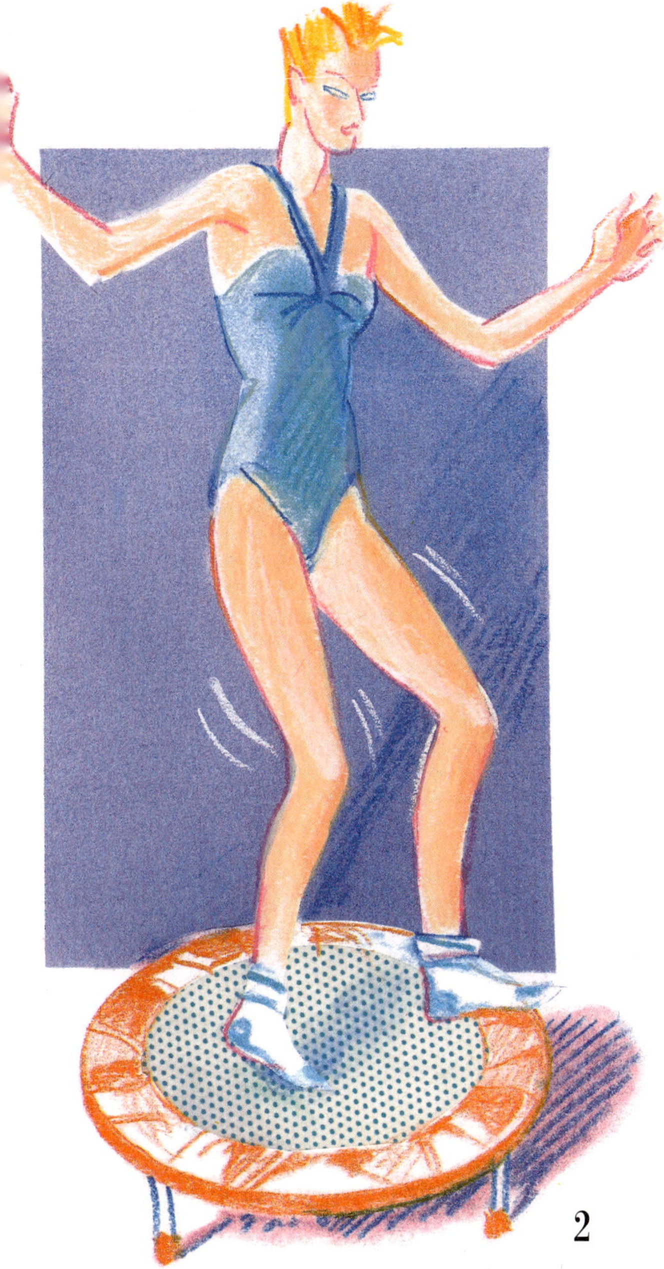

2

Wichtig beim Trampolin-Kauf

Ein Trampolin bekommen Sie in Kaufhäusern oder Sportgeschäften, es kostet um die 100 Mark. Achten Sie auf das TÜV-Siegel, das sogenannte GS-Zeichen.

2

Mit den Armen seitlich die Balance halten und abwechselnd auf das rechte und linke Bein springen.

3

Jetzt mit beiden Füßen gleichzeitig hochhüpfen. Je höher Sie springen, desto anstrengender wird es.

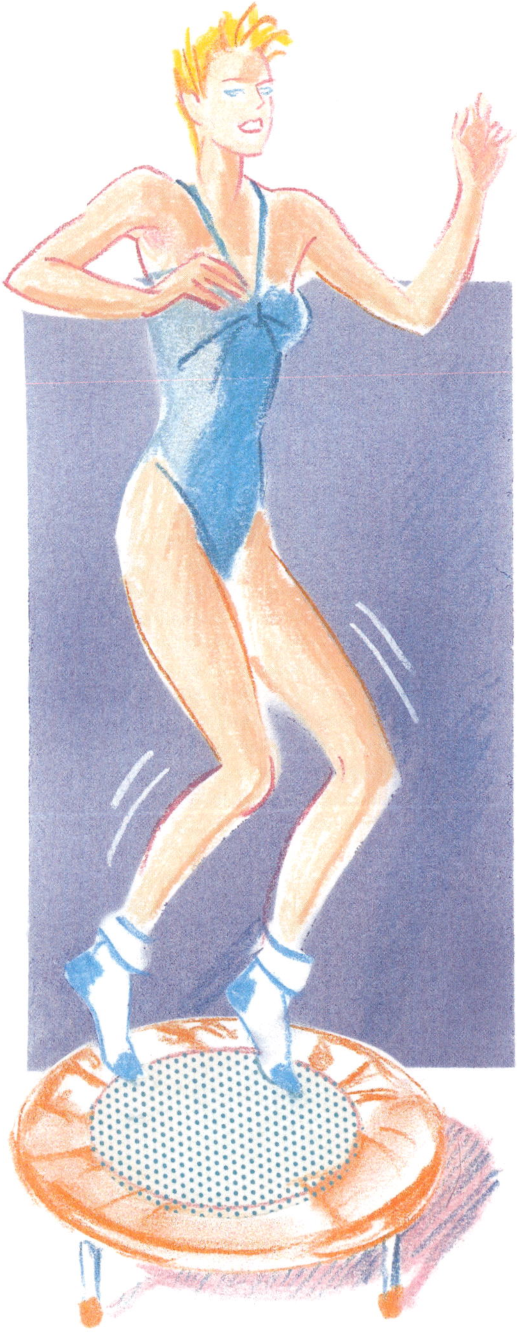

3

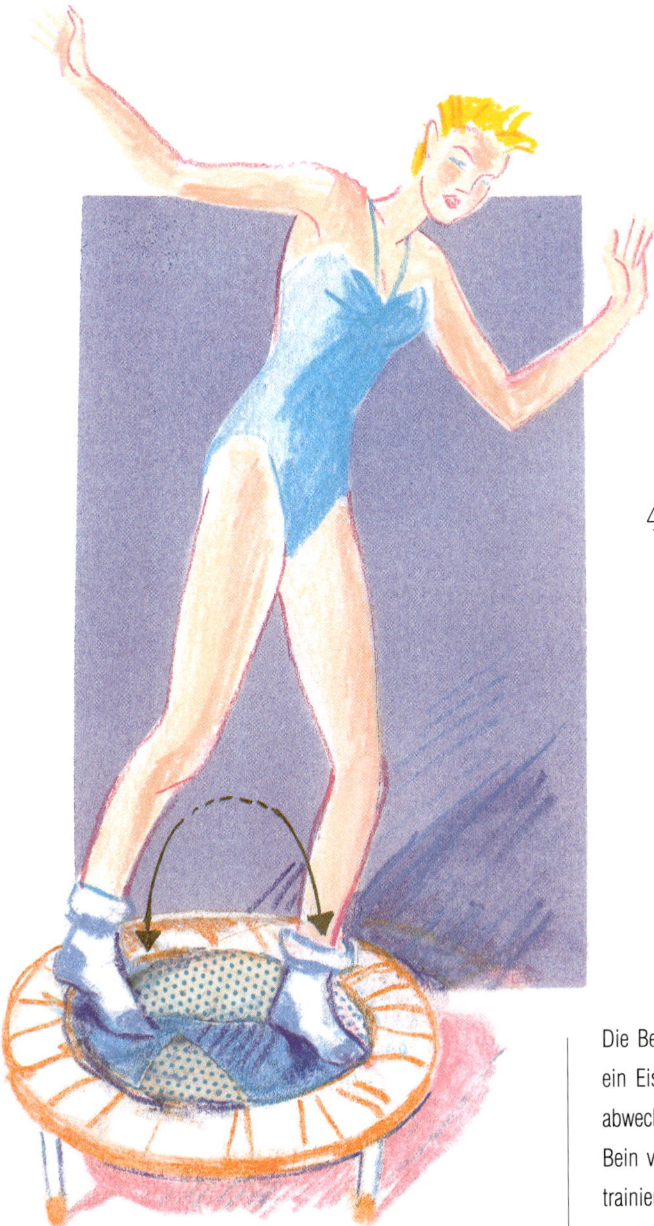

4

4

Die Beine leicht grätschen und wie ein Eis-Schnell-Läufer das Gewicht abwechselnd vom rechten aufs linke Bein verlagern und umgekehrt. Das trainiert zusätzlich Oberschenkel- und Pomuskeln.

Basisprogramm

&

Vier Übungen für Skiläuferinnen, weil sie kräftige Beinmuskeln und reichlich Kondition brauchen.

Fit auf die Piste

Für Abfahrtski oder Skilanglauf begeistern sich immer mehr Menschen. Die Bewegung an frischer Luft tut ja auch gut. Doch leider endet der Wintersport für viele mit üblen Verletzungen. Vor allem Gelegenheitsskifahrer, die das ganze Jahr über keinen Sport getrieben haben und sich völlig untrainiert auf die Piste begeben, kommen oft mit einem Gipsbein nach Hause. Untersuchungen haben ergeben, daß 90 Prozent dieser „Bruchpiloten" weder eine gezielte Skigymnastik noch einen anderen Sport zur Vorbereitung auf den Winterurlaub für nötig gehalten hatten. Folglich reichte weder ihre Kondition noch die Kraft ihrer Beine. Beides aber ist gerade fürs Skifahren wichtig. Vor allem die Knie werden stark beansprucht. Wenn der Ski-Urlaub näherrückt, sollten Sie sich daher zusätzlich zum Basisprogramm dreimal pro Woche mit den folgenden vier Übungen aufs Skifahren vorbereiten.

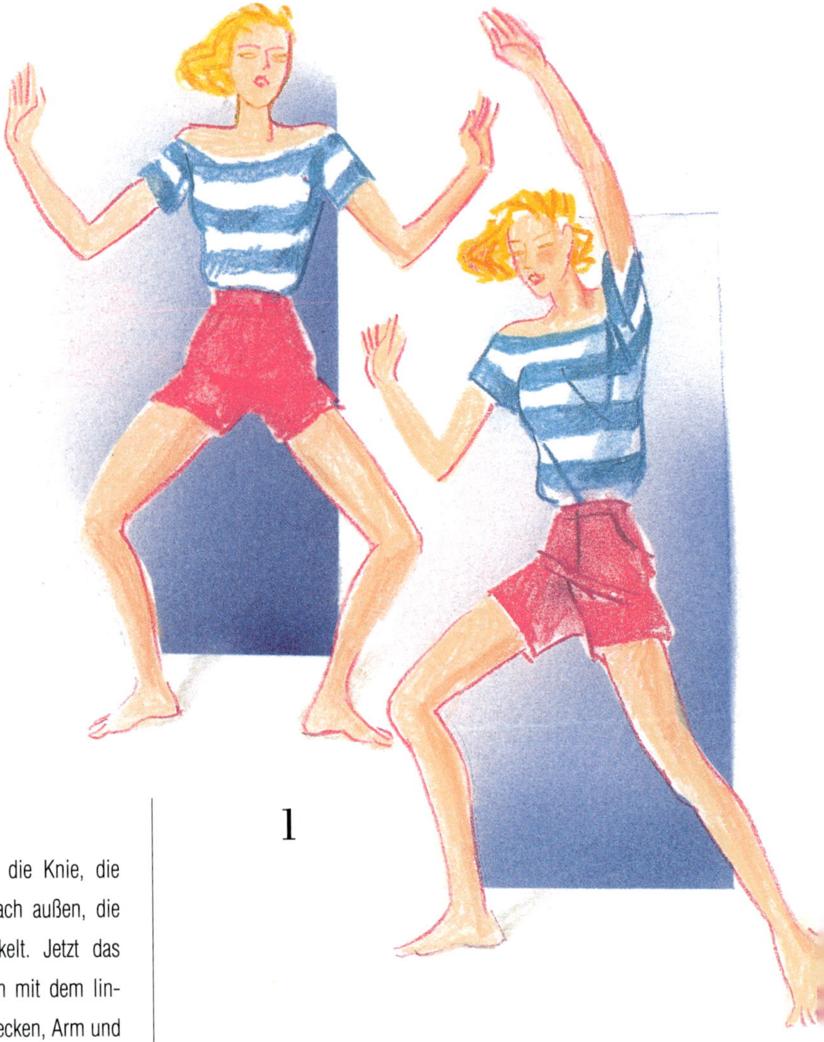

1

Gehen Sie leicht in die Knie, die Fußspitzen zeigen nach außen, die Arme sind angewinkelt. Jetzt das linke Bein zusammen mit dem linken Arm langsam strecken, Arm und Bein bilden eine Linie – das dehnt die Seitenmuskeln. Wieder runterkommen und die rechte Seite dehnen. 3mal 8 Wiederholungen.

1

2

Setzen Sie sich möglichst dicht an eine Wand. Ein Bein anwinkeln und das Knie mit beiden Händen umfassen. Das andere Bein strecken und mit angezogenem Fuß ganz langsam auf- und abwippen – aber nicht über Kniehöhe des angewinkelten Beins hinaus. 3mal 8 Wiederholungen. Dann die Seite wechseln.

2

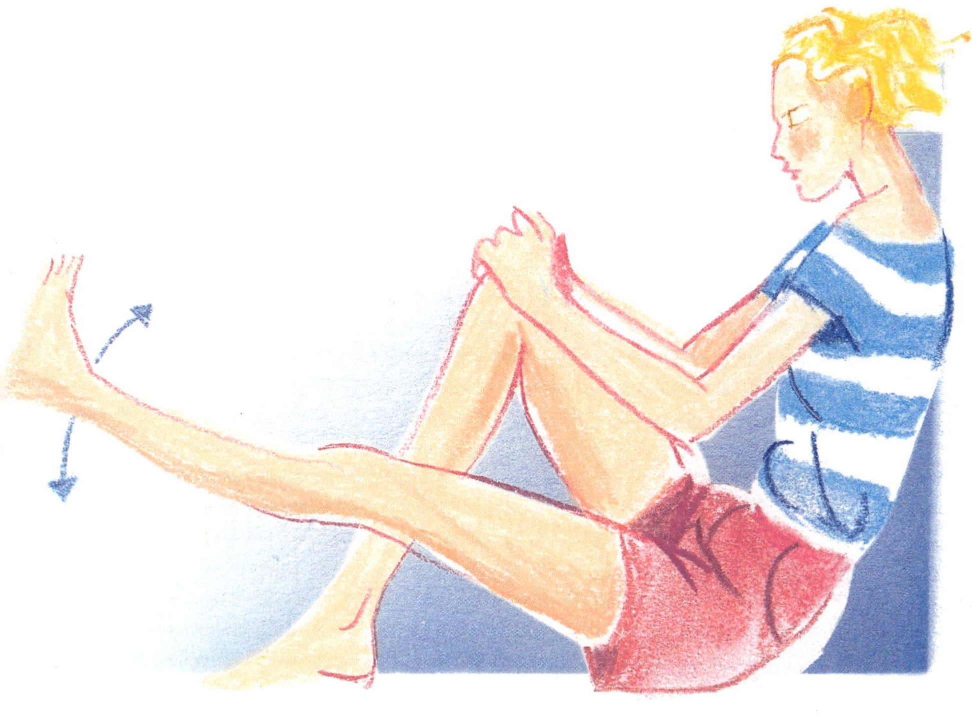

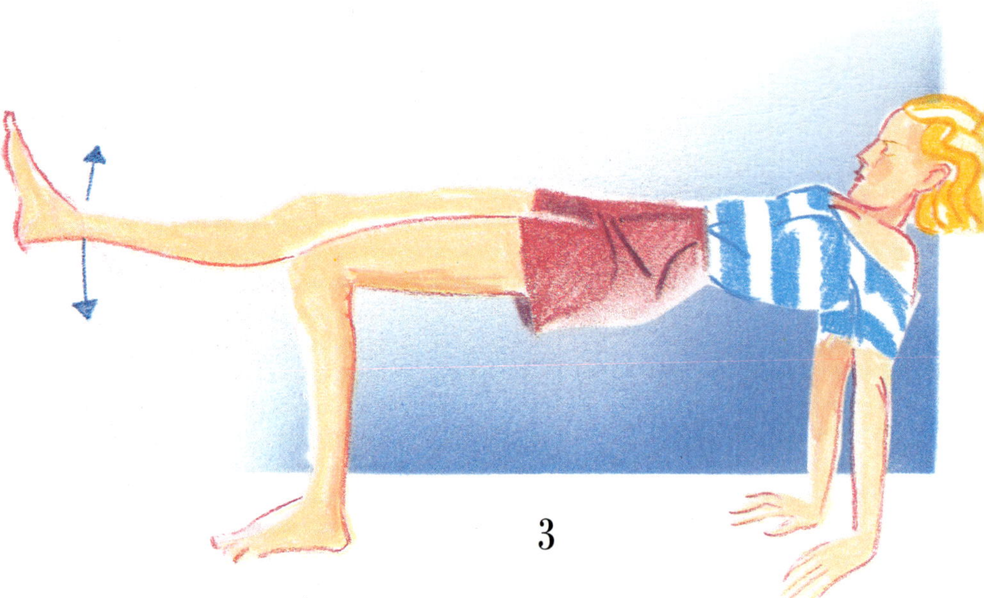

3

3

Machen Sie „die Brücke". Den Po dabei nicht hängenlassen, der Rükken bleibt gerade! Jetzt ein Bein strecken, den Fuß wieder anziehen und langsam auf- und abwippen. Achten Sie auch bei dieser Übung darauf, daß Sie nicht über die Kniehöhe des anderen Beins hinauskommen. 3mal 8 Wiederholungen. Seitenwechsel.

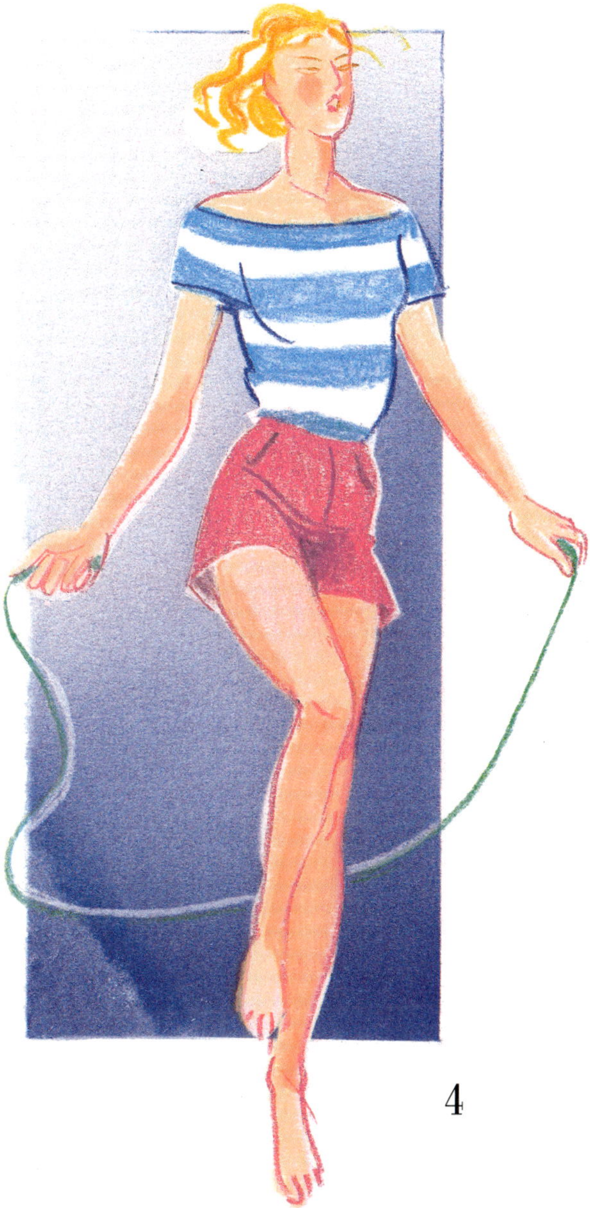

4

Schwitzen

Je mehr wir uns bewegen, desto mehr Wärme erzeugt der Körper. Reichlich Blut muß durch die feinen Gefäße der Haut strömen, um Wärme abzugeben. Aus diesem Grund arbeiten dann auch die Schweißdrüsen auf Hochtouren. Die Flüssigkeit verdunstet auf der Haut und entzieht dem Körper dabei Energie, also Wärme. Das schützt uns vor Überhitzung. Schwitzen ist also ein ganz natürlicher, notwendiger Prozeß, der anzeigt, daß wir auch unseren Kreislauf belasten. Wichtig ist, anschließend genug zu trinken, um den Flüssigkeitsverlust auszugleichen (zum Beispiel Apfelschorle, die gleichzeitig notwendige Mineralstoffe zurückbringt).

4

Und zum Schluß heißt es: Seilspringen. Mindestens fünf Minuten lang. Das bringt noch mal eine Menge für die Kondition.

Basisprogramm

&

Fünf Stretching-Übungen, um den ganzen Körper zu lockern und zu entspannen.

Weg mit dem Streß

Nach einem nervenaufreibenden Arbeitstag hat abends jeder das Bedürfnis, sich richtig zu entspannen. Aber wie? Aufs Sofa legen und Beine hoch? Im Gegenteil! Neuere Forschungsergebnisse zeigen, daß ein enger Zusammenhang zwischen Bewegung und gesteigertem Wohlgefühl besteht. Menschen, die regelmäßig Sport treiben, sind ausgeglichener und optimistischer, fühlen sich insgesamt einfach besser. Denn durch Bewegung werden die Streßhormone abgebaut, die der Körper in hektischen Situationen produziert. Und danach... Pause, entspannen. Zu keiner Zeit bringen Entspannungsübungen mehr als nach körperlicher Anstrengung. Die folgenden Übungen wirken also optimal, wenn Sie sie im Anschluß an das Basisprogramm machen und sich dabei ganz auf sich selbst konzentrieren. Achten Sie darauf, daß Sie beim Dehnen nicht nachfedern und alle Bewegungen nur so weit machen, wie es ganz bequem geht.

1

Füße und Beine: Ziehen Sie die Schuhe aus, und legen Sie sich auf den Rücken. Entweder direkt auf den Boden oder – wenn Ihnen das zu hart ist – auf eine Gymnastikunterlage oder eine Wolldecke. Nehmen Sie die Arme unter den Kopf oder einfach neben sich. Dann Beine hoch, die Knie bleiben leicht gebeugt. Die Füße sind ganz entspannt (nicht gestreckt). Jetzt die Beine ausschütteln. Merken Sie, wie die Waden, Oberschenkel und Füße immer mehr schlackern, alles immer lockerer wird? Wenn Sie sich genug gelöst haben, die Unterschenkel einfach fallen lassen und einen Augenblick in dieser Position bleiben. Anschließend zuerst die Fußspitzen, dann die Fersen aufstellen und die Füße nach vorn rutschen lassen. Die Beine sind wieder am Boden, die Fußspitzen zeigen nach außen. Augen schließen und ausruhen.

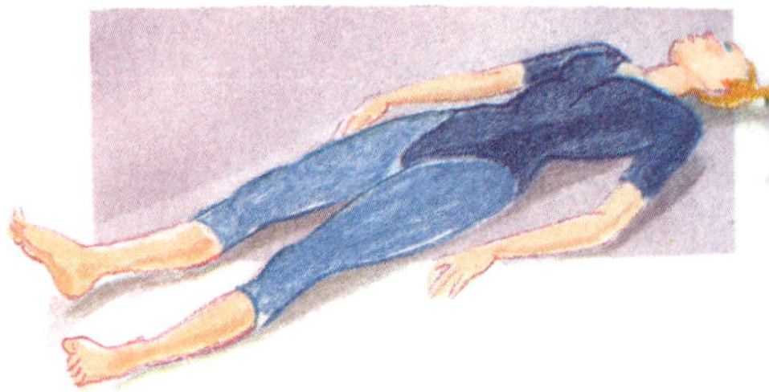

1

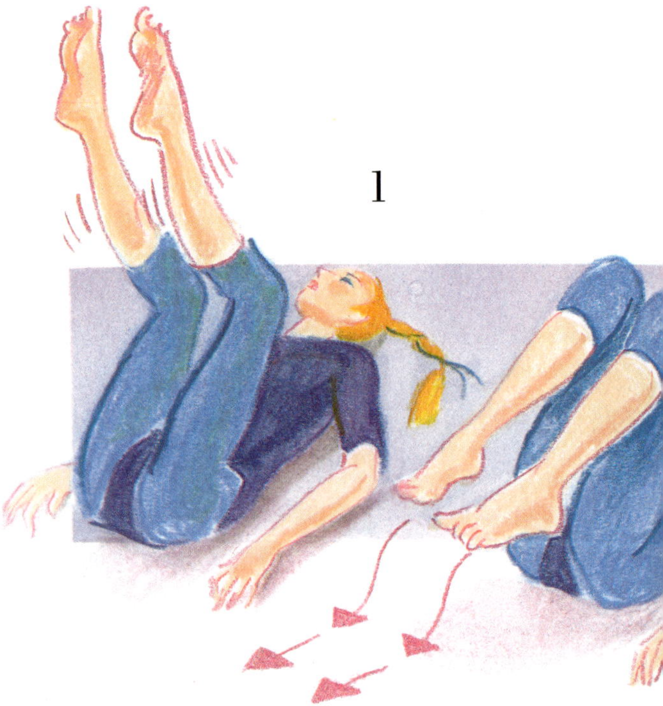

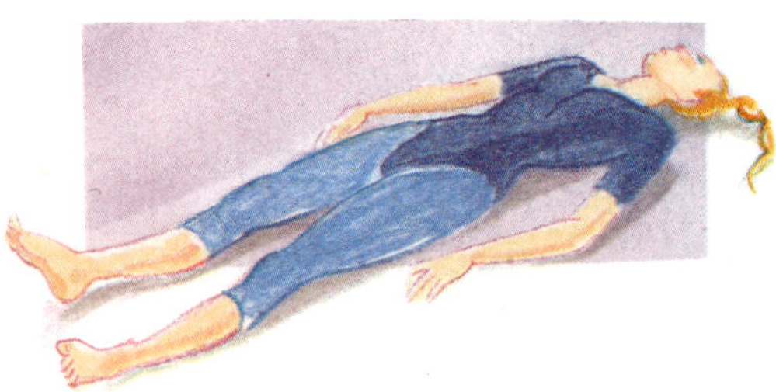

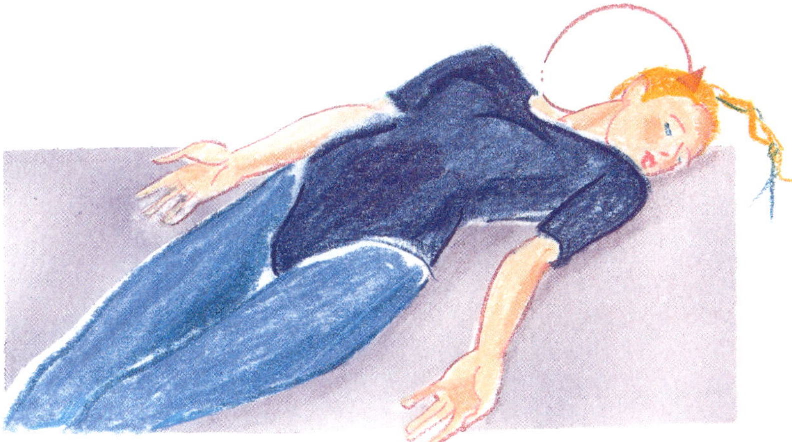

2

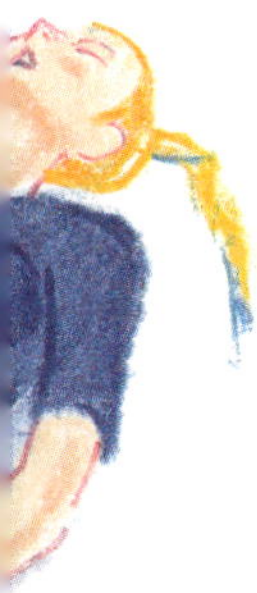

2

Kopf und Nacken: Sie liegen auf dem Boden, die Arme neben dem Körper, die Handflächen zeigen nach oben. Mit geschlossenen Augen den Kopf langsam zur Seite rollen. Am weitesten Punkt einen Augenblick in der Dehnung bleiben, dann langsam zurückrollen und die andere Seite dehnen. Machen Sie das einige Male, und beobachten Sie dabei Ihren Atem. Wann atmen Sie ein, wann aus? Atmen Sie tief in den Bauch hinein. Bewegt sich der Kopf freier und leichter als am Anfang? Zum Schluß in der Mitte bleiben und die Augen öffnen. Jetzt bitte keine ruckartigen Kopfbewegungen machen! Schließen Sie gleich die nächste Übung an.

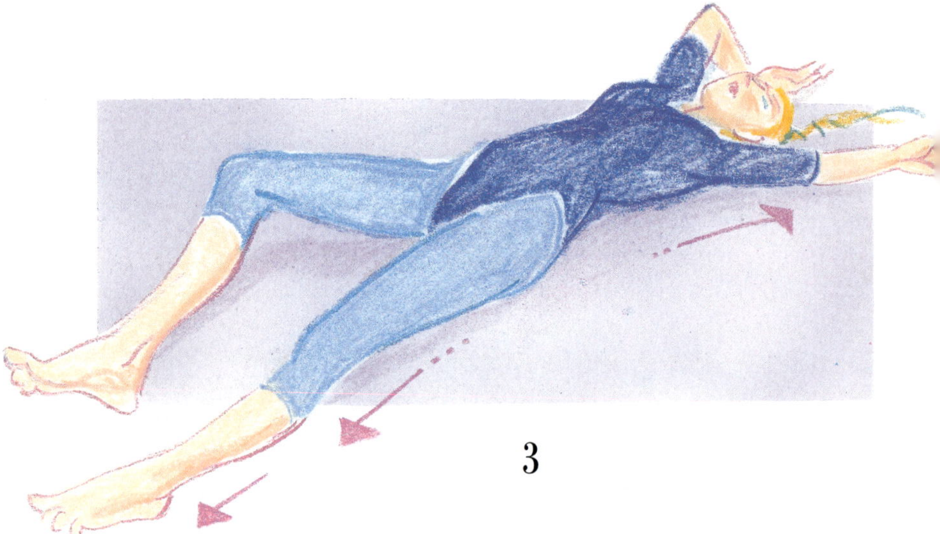

3

3

Strecken: Legen Sie die Arme ausgestreckt hinter den Kopf, und strecken Sie den ganzen Körper, wie eine Katze. Bei der Dehnung einatmen, wenn Sie die Spannung lösen, ausatmen. Angenehm ist es, nacheinander die einzelnen Körperseiten zu strecken und anschließend diagonal (vom rechten Bein zum linken Arm und umgekehrt) dehnen.

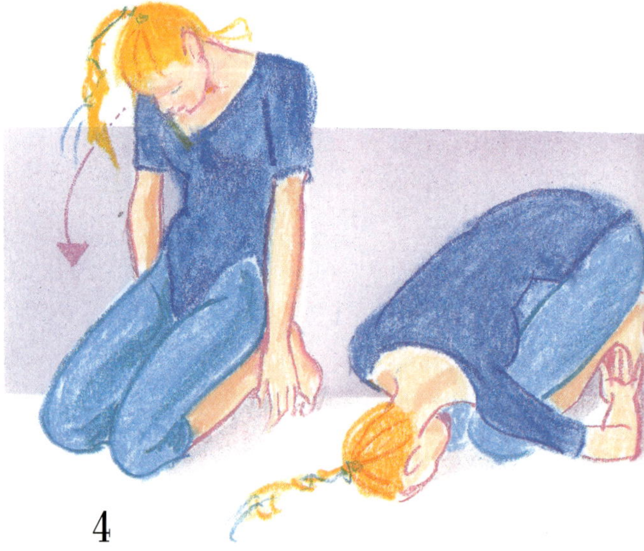

4

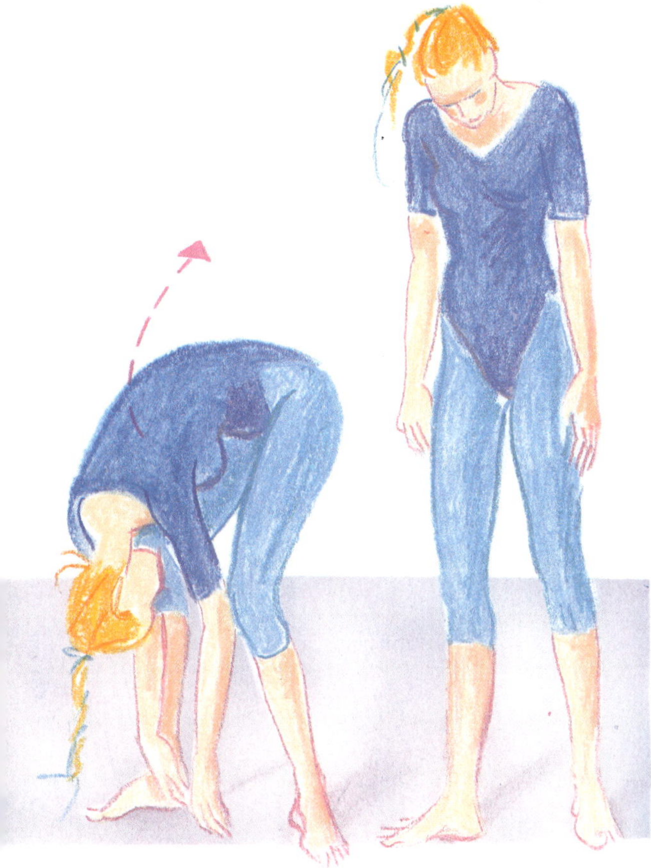

5

4

Rücken aushängen: Drehen Sie sich aus der Rückenlage auf die Seite. Die Beine an den Körper ziehen, noch ein Stück weiterrollen auf die Unterschenkel und dann den Oberkörper aufrichten. Setzen Sie sich auf die Füße, und lassen Sie Arme und Kopf hängen. Ganz langsam und eng am Körper nach vorn abrollen, bis die Stirn am Boden aufliegt. Machen Sie sich ganz rund und weich, und versuchen Sie, mit dem Po auf den Füßen zu bleiben. Wenn es angenehmer ist, können Sie den Kopf auch zur Seite nehmen. Fühlen Sie, wie die Spannung aus Rücken und Schultern verschwindet? Wie Sie automatisch dem Boden näher kommen, immer flacher werden? Hängen Sie sich solange aus, wie es angenehm ist.

5

Aufrollen: Aufrichten und mit gebeugten Beinen stehen, der Oberkörper hängt locker nach unten, Kopf und Schultern sind entspannt. Das Kinn auf die Brust nehmen und Wirbel für Wirbel hochrollen. Die Arme bleiben locker. Schultern und Kopf richten sich zuletzt auf, erst zum Schluß die Beine wieder strecken.

Basisprogramm

&

Fünf Konditionsübungen, die etwas mehr Zeit erfordern.

Das bringt Ausdauer

Wer schon beim Treppensteigen aus der Puste kommt, hat eine schlechte Kondition, keine Frage. Mit etwas Gymnastik allein kann man dagegen nicht viel tun. Das Herz-Kreislauf-System kommt nämlich erst wieder richtig in Schwung, wenn Sie Übungen machen, die viel länger dauern als normale Gymnastikübungen und die vor allem die Po- und Beinmuskeln trainieren. Denn das sind die größten Muskelgruppen, die auch den meisten Sauerstoff zum Herzen transportieren können. Unser Ausdauertraining dauert deshalb zwanzig Minuten zusätzlich zum Basisprogramm. Wer sich lieber im Freien Kondition antrainieren will, kann statt dieser Übungen auch joggen, radfahren, schwimmen oder im Winter Skilanglauf machen. Diese vier Sportarten sind bestens geeignet, den Kreislauf zu stabilisieren und die Ausdauer zu steigern. Aber nur, wenn Sie sich dreimal die Woche für eine volle halbe Stunde dazu aufraffen können.

1

Einen Arm und ein Bein hochstrecken und mit dem anderen Arm der Beinbewegung folgen. Nun abwechselnd von der linken Seite auf die rechte springen. 4 Minuten lang.

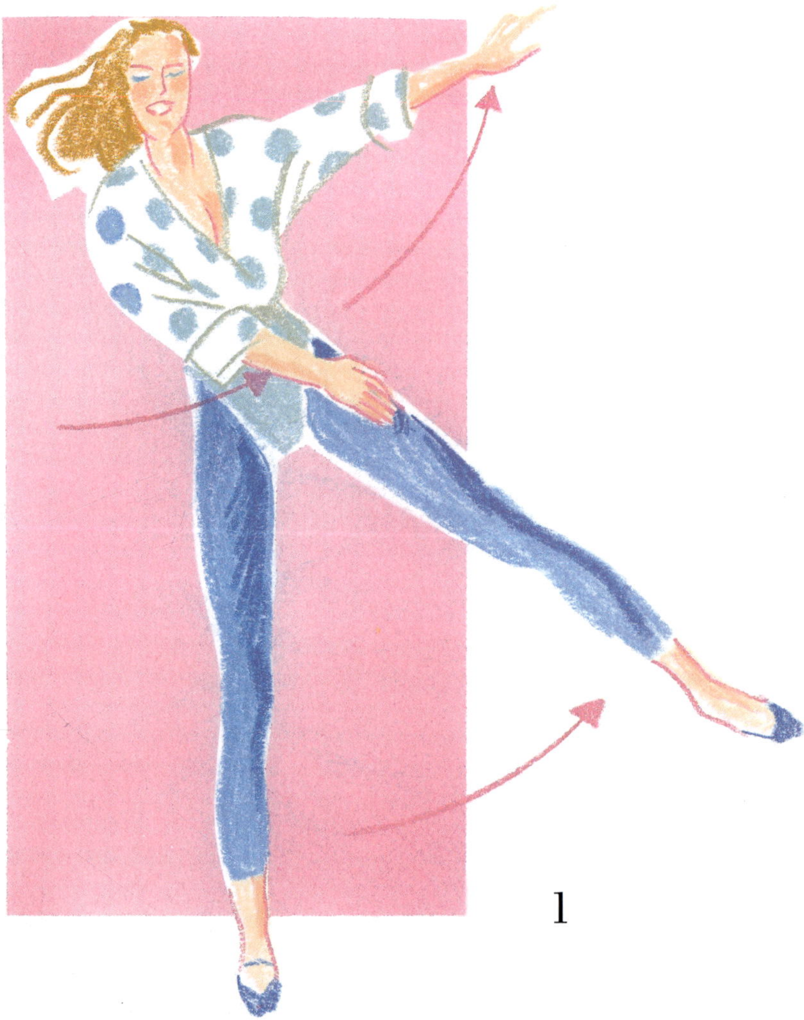

1

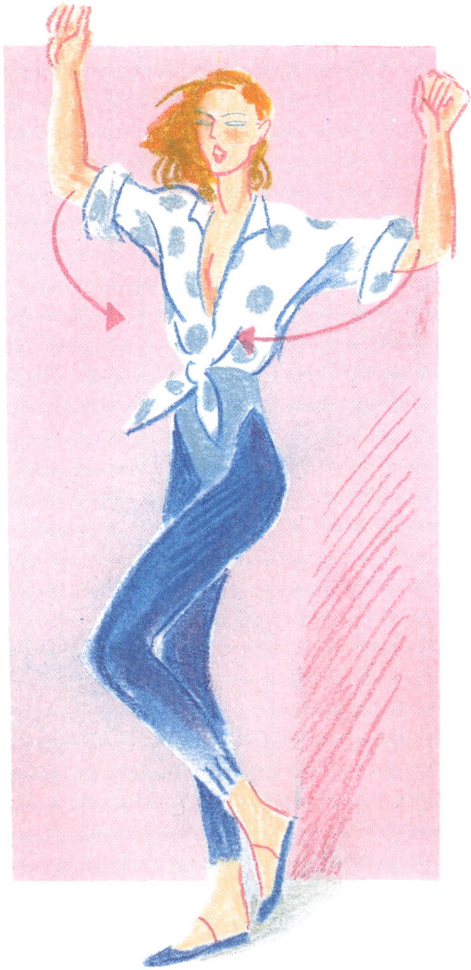

2

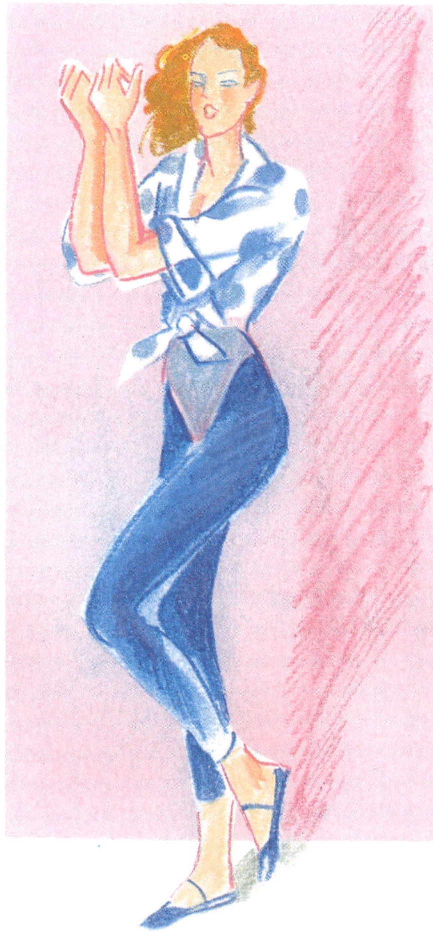

2

Arme in Schulterhöhe anwinkeln und die Ellenbogen vor der Nase zusammenpressen – immer im Wechsel. Dabei auf der Stelle laufen. 4 Minuten lang.

3

Marschieren Sie nun kräftig auf der Stelle. Das geht! Mit Zwischenhüpfern. Dabei die Handteller ordentlich nach vorn drücken. 4 Minuten lang.

Seitenstiche

Nach neuen Erkenntnissen der Sportmedizin sind Seitenstiche ein untrügliches Zeichen dafür, daß die dünne Muskelschicht des Zwerchfells ungenügend mit Sauerstoff versorgt wird. Diese Muskelschicht spielt bei der Atmung eine besonders wichtige Rolle. Sie können die unangenehmen Seitenstiche vermeiden, wenn Sie vor dem Training nur wenig essen. Denn die Verdauung nimmt den Muskeln Sauerstoff. Außerdem ist richtiges Atmen wichtig. Atmen Sie während des Trainings immer ruhig und gleichmäßig durch. Falls Sie dennoch mal Seitenstiche bekommen sollten: Kleine Pause einlegen, und ein paar Mal ganz kräftig ausatmen.

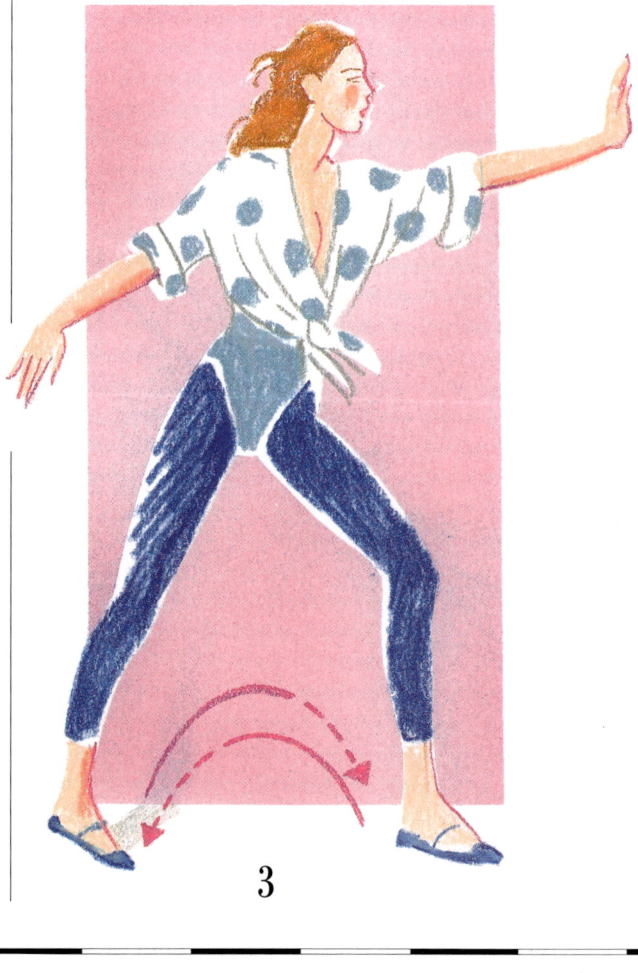

3

4

Auf der Stelle laufen. Dabei die Fersen zum Po heben und den Rücken gerade halten. Die Arme zur Decke strecken und beim Anheben der Beine jedesmal bis Schulterhöhe runterziehen. 4 Minuten lang.

5

Zum Schluß wird gehüpft. Vom rechten aufs linke Bein, möglichst schnell. Und zwar so: Das Standbein etwas anwinkeln, das andere Bein hochheben und mit den Händen darunter klatschen. 4 Minuten lang.

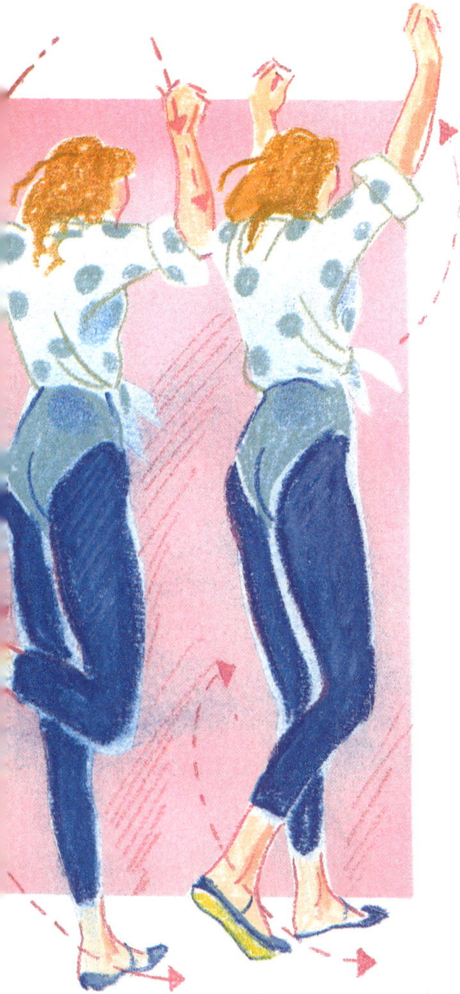

4

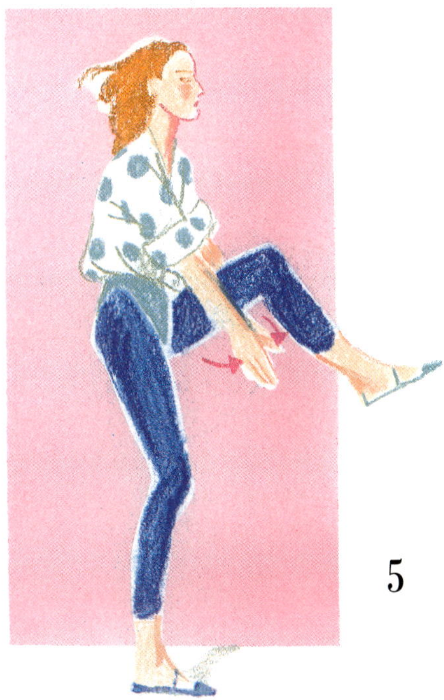

5

5 SPEZIALPROGRAMME

Mit diesen Programmen können Sie noch mehr Abwechslung in Ihr Fitness-Training bringen. Haben Sie Lust, einmal uralte chinesische Entspannungsübungen auszuprobieren? Oder verreisen Sie demnächst und möchten im Swimming-Pool ein bißchen Wasser-Gymnastik machen? Suchen Sie sich aus dem folgenden Angebot das entsprechende Spezialprogramm heraus. Aber denken Sie daran: Diese Programme sind nur als Zusatzangebot gedacht, sie können das komplette Fitness-Programm nicht ersetzen. Nur mit Basis- und Aufbauprogrammen können Sie den gesamten Körper durcharbeiten. Und Muskeln vergessen schnell, wenn sie nicht ihre regelmäßigen Reize kriegen. Es spricht aber nichts dagegen, mal ein oder zwei Wochen etwas anderes zu machen. Oder wie wär´s mit einem Spezialprogramm zusätzlich zum Basis- und Aufbautraining? Gut kombinieren läßt sich zum Beispiel die Wassergymnastik (S. 143) mit den Celluliteübungen (S. 59). Und wenn Sie viel am Bildschirm arbeiten, können Sie gleich am Schreibtisch etwas für sich tun.

Gymnastik am Bildschirm

Innere Ruhe durch richtiges Atmen

Entspannung aus Fernost: Chi Gung

Ballettstunde zu Hause

Aqua-Gymnastik

Zehn Übungen, um Augen, Nacken, Rücken und Beine zu entspannen.

Gymnastik am Bildschirm

Haben Sie Kopfschmerzen, wenn Sie lange vor dem Computer sitzen? Oder brennen Ihnen die Augen? Dann geht es Ihnen wie den meisten Menschen, die an Bildschirmgeräten arbeiten. Hauptursache dafür ist eine unbewegliche, „eingefrorene" Körperhaltung. Kinder machen es noch instinktiv richtig: Sie rutschen auf ihrem Stuhl hin und her, mögen nicht lange stillsitzen. In einer starren Haltung ermüden die beanspruchten Muskeln nämlich ziemlich schnell. Meist ignorieren wir die ersten Ermüdungssignale, die uns unsere Muskeln senden. Erst wenn es wehtut, werden wir aufmerksam. Besser ist es, Verspannungen und Verhärtungen gar nicht erst zuzulassen. Mit ein paar unauffälligen Mini-Übungen direkt am Arbeitsplatz können Sie sich selbst helfen! Optimal wirken sie, wenn Sie zu Hause außerdem regelmäßig das Basisprogramm plus Nacken- oder Rückengymnastik machen.

1

Lichtpause: Decken Sie die Augen mit den Handflächen locker ab. Dabei keinen Druck ausüben, nur ins Schwarze sehen. Noch mehr entspannen Sie, wenn Sie sich gleichzeitig etwas Schönes vorstellen, zum Beispiel: Sie sitzen an einem warmen Sommertag in der Nachmittagssonne an einem ruhigen See und sehen aufs spiegelglatte Wasser. Neben Ihnen liegt eingerollt eine kleine Katze. Sie fühlen sich so richtig wohl.

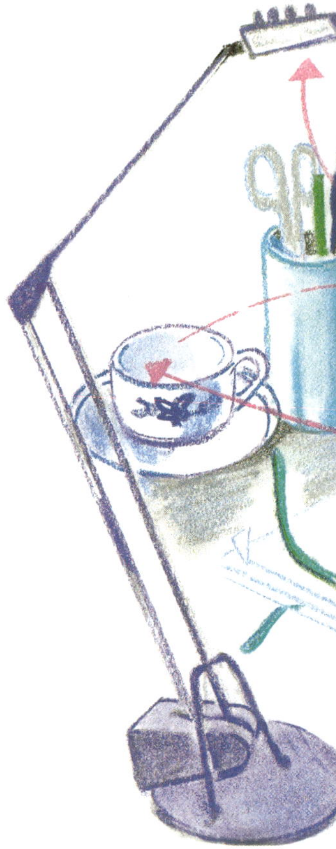

1

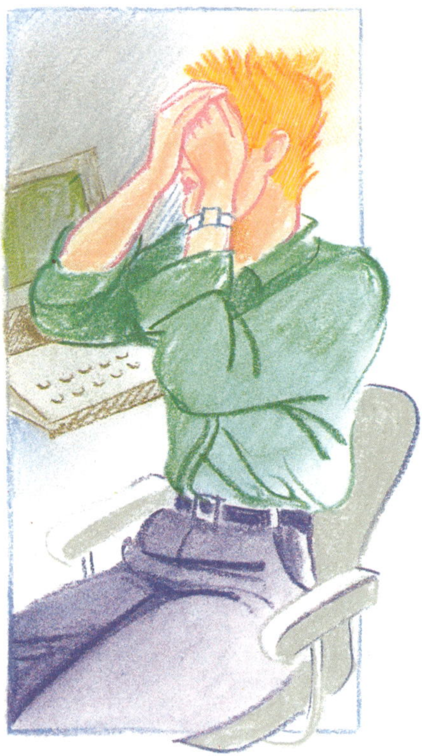

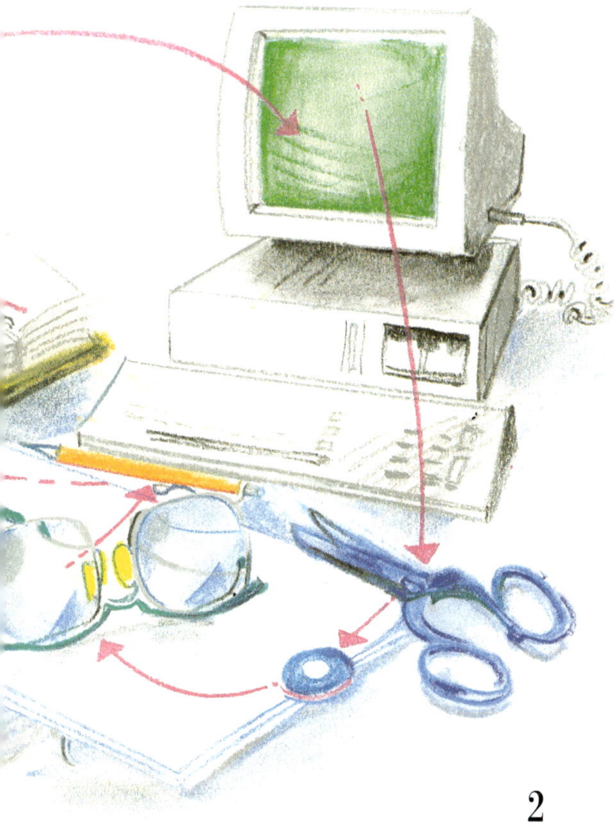

2

2

Augenralley: Suchen Sie sich fünf bis acht Gegenstände auf Ihrem Schreibtisch, die unterschiedlich weit weg stehen. Sehen Sie jeden dieser Gegenstände nacheinander – in einer festgelegten Reihenfolge – genau an. Zum Beispiel: Schreibtischlampe, Bleistift, Radiergummi, Tastatur, Kaffeebecher. Vom Becher dann wieder zur Lampe gucken und von vorn anfangen. Das Tempo allmählich ein bißchen steigern. Diese Übung entlastet nicht nur, sondern trainiert gleichzeitig die Schnelligkeit der Scharfstellmuskeln.

3

Schwanenhals: Gerade hinsetzen und den Nacken ganz lang machen. So, als ob Sie mit dem Hinterkopf etwas Schweres nach oben schieben wollen. Loslassen und noch einmal drücken.

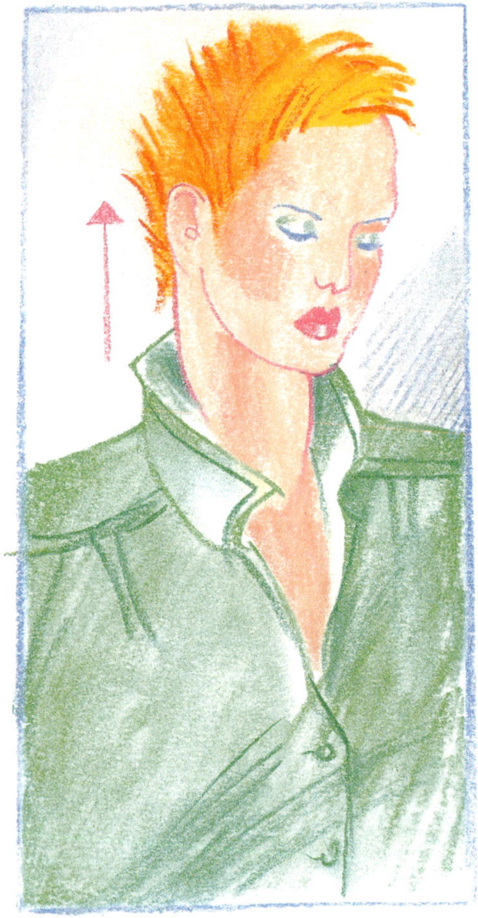

3

4

Zeichnen mit der Nase: Locker sitzen und die Augen schließen. Malen Sie mit der Nasenspitze eine große, gleichmäßig runde Acht in die Luft. Lassen Sie dann die Bewegung größer werden, bis die Nase den ganzen Oberkörper führt.

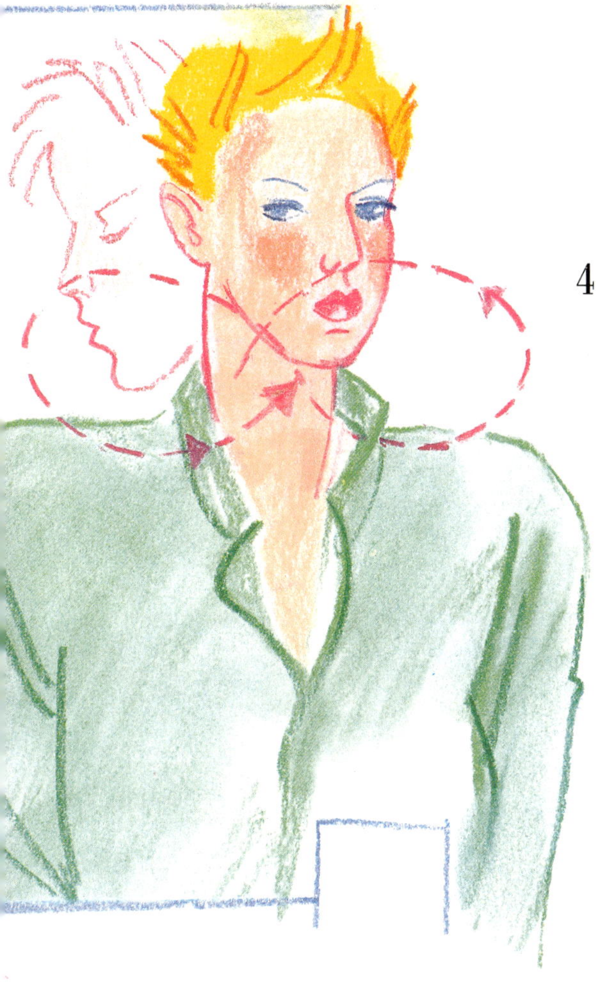

4

Training für die Augen

Wie im Rücken oder Nacken verspannt sich auch die Muskulatur der Augen. Das kann passieren, wenn man stundenlang auf einen Fleck starrt - zum Beispiel auf den Bildschirm. Die Augen werden müde, haben Schwierigkeiten beim Scharfstellen. Das fällt natürlich mit vierzig ohnehin schwerer als mit achtzehn. Beim angestrengten Lesen vergißt man auch allzu leicht das Blinzeln. Folge: Die Augen trocknen aus, fangen an zu brennen. Deshalb ist es wichtig, die Augenmuskeln immer wieder aus der Dauerspannung zu befreien, sie zu lockern.

5

Schulterkreisen: Machen Sie mit beiden Schultern kleine Kreise nach vorn und nach hinten. Nehmen Sie dann die Schultern hoch, und lassen Sie sie wieder fallen. Schieben Sie sie nach vorn und wieder zurück.

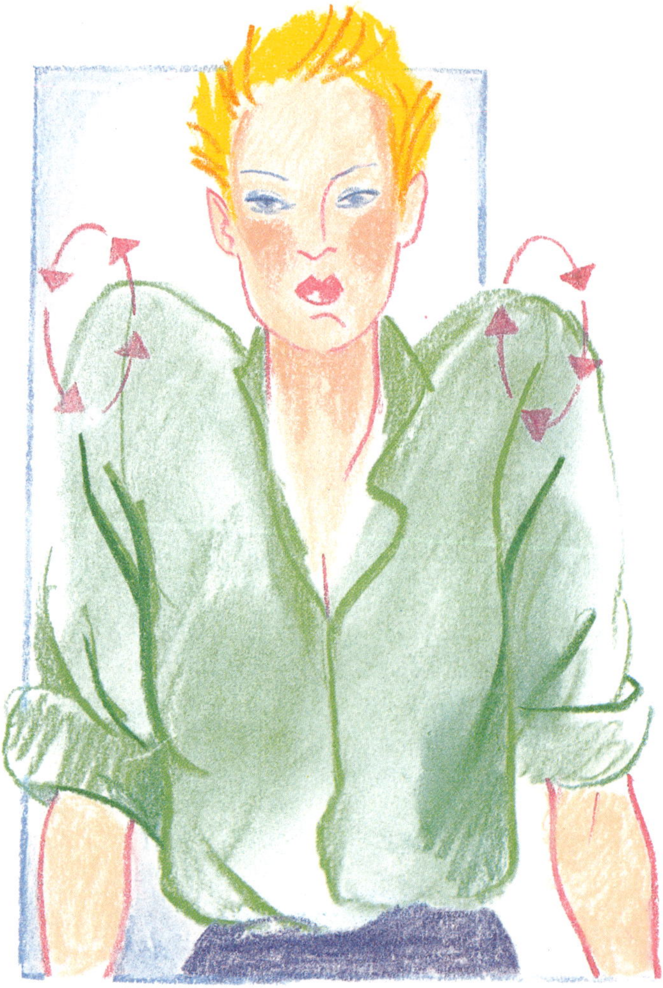

5

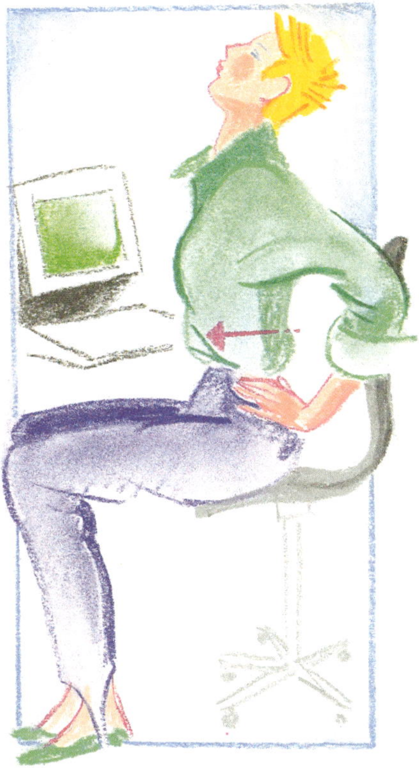

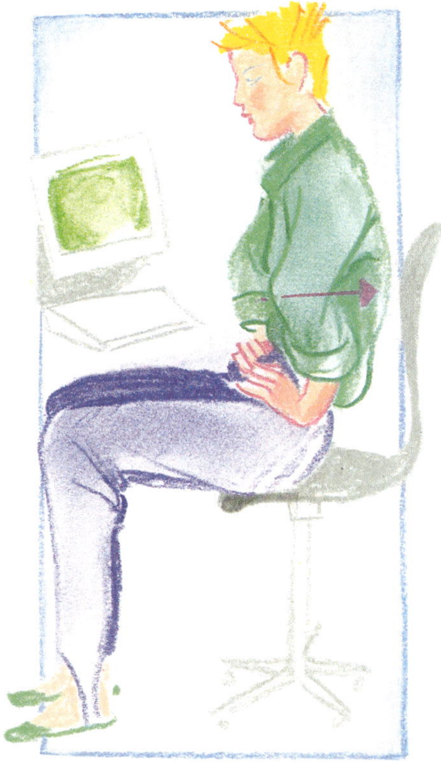

6

6

Katzenbuckel: Setzen Sie sich auf die Stuhlkante, und stemmen Sie die Hände in die Hüften. Kippen Sie jetzt das Becken nach vorn, bis Sie im Hohlkreuz sind. Der Kopf ist im Nacken. Dann die Schultern nach vorn schieben (das Becken bewegt sich dabei zurück) und einen runden Katzenbuckel machen. Den Kopf locker hängen lassen - den nehmen Sie bei dieser Vor- und Zurückbewegung einfach nur als schlappes Anhängsel mit.

7

Kreuz entlasten: Stützen Sie sich mit beiden Armen fest auf dem Schreibtischstuhl ab, und drücken Sie sich hoch, bis die Wirbelsäule entlastet ist. Konzentrieren Sie sich dabei auf Ihr Becken. Am besten können Sie sich auf einem Stuhl mit Armlehnen abdrücken.

7

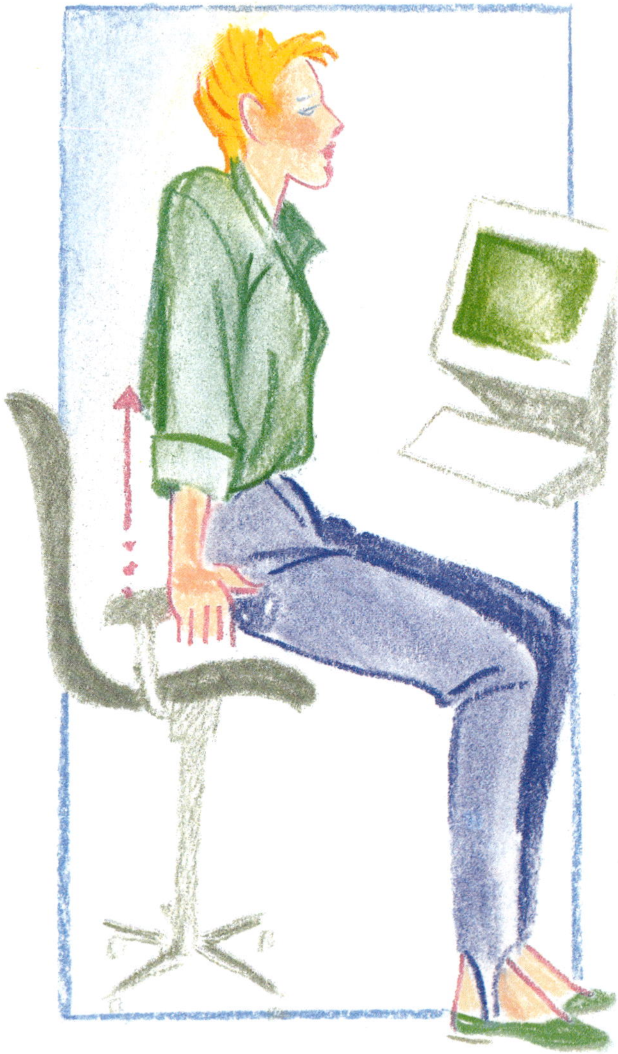

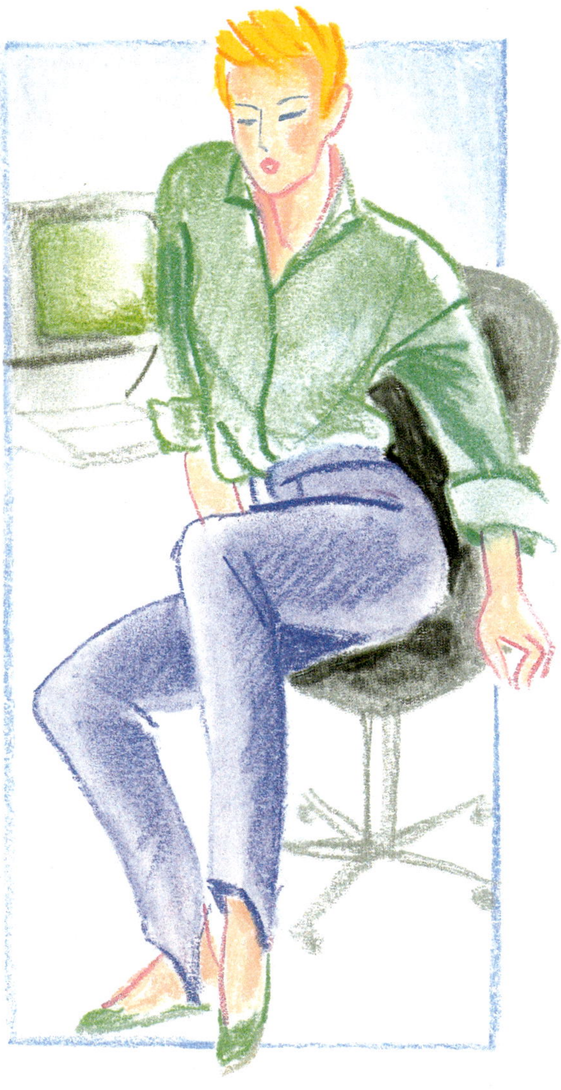

8

8

Kreuz bewegen: Heben Sie abwechselnd die rechte und linke Pohälfte hoch.

9

Pumpen: Setzen Sie sich auf die vordere Stuhlkante, bis Sie die Beine gerade nach vorn austrecken können. Jetzt die Fußspitzen auf und ab bewegen.

9

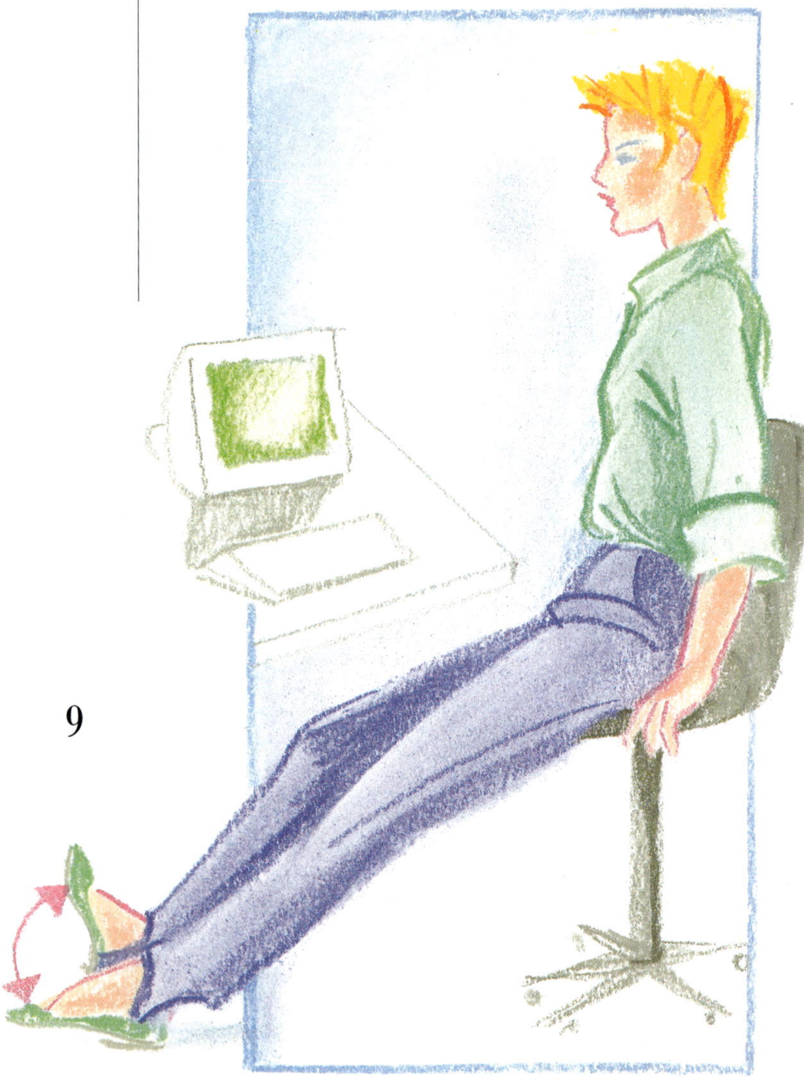

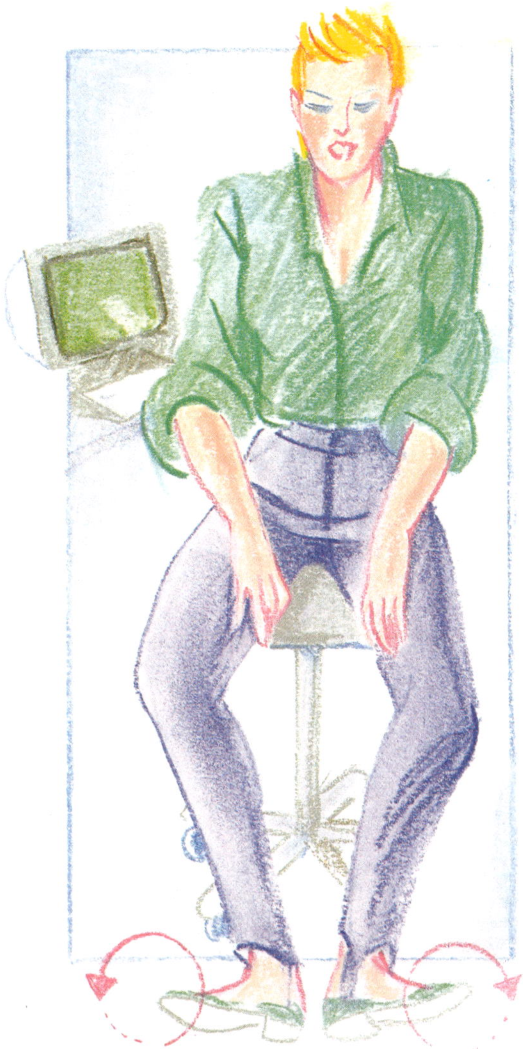

10

10

Fußkreisen: Langsam die Fußspitzen gegeneinander kreisen, erst nach außen, dann nach innen.

Sieben Entspannungsübungen, die tiefes, bewußtes Atmen trainieren.

Innere Ruhe durch richtiges Atmen

Beim Atmen zeigt sich, wie wir uns fühlen. Sind wir ausgeglichen, fließt der Atem ruhig und gleichmäßig. Die Lunge kriegt genug frische Luft, um den Körper mit ausreichend Sauerstoff zu versorgen. Wer dagegen nervös, gestreßt oder aufgeregt ist, atmet hektisch und flach. Dabei wird, völlig unökonomisch, verbrauchte Luft in den Atemwegen hin- und hergeschoben. Zur psychischen Belastung kommt also noch die körperliche, weil einfach zu wenig Sauerstoff in den Kreislauf gepumpt wird. Aber nicht nur Gefühle beeinflussen unsere Atmung, wir können die Gefühle umgekehrt auch übers Atmen steuern. Psychologen trainieren das zum Beispiel mit Leistungssportlern vor Wettkämpfen. Mit den folgenden Übungen können Sie entspannen und gleichzeitig lernen, bewußt zu atmen. Wenn Sie eine Weile geübt und die tiefe Bauchatmung richtig gut draufhaben, können Sie sie auch jederzeit in Streßsituationen einsetzen. Um sofort ruhig zu werden.

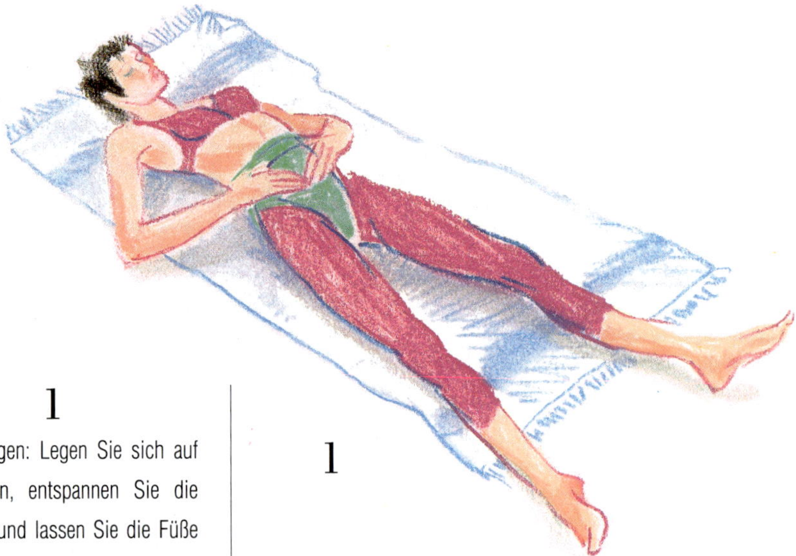

1

1

Hand auflegen: Legen Sie sich auf den Rücken, entspannen Sie die Schultern, und lassen Sie die Füße nach außen fallen. Atmen Sie ganz ruhig, lassen Sie die Luft durch Ihren Körper fließen. Ziel der Übung ist es, den Atem bewußt zu spüren. Versuchen Sie nicht, ihn zu beeinflussen: Legen Sie beide Hände auf die Brust, die Fingerspitzen berühren sich nicht, die Ellenbogen liegen entspannt auf dem Boden. Beobachten Sie, ob sich der Brustkorb beim Ein- und Ausatmen hebt und senkt. Rutschen Sie nun mit den Händen etwas tiefer zum Rippenbogen. Wie atmen Sie jetzt? Ist die Atembewegung hier deutlicher zu spüren? Die Hände gleiten runter zum Bauchnabel. Der Bauch hebt und senkt sich – Sie atmen tief und gleichmäßig.

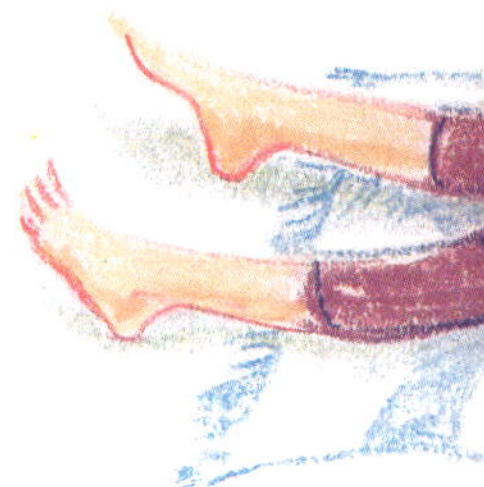

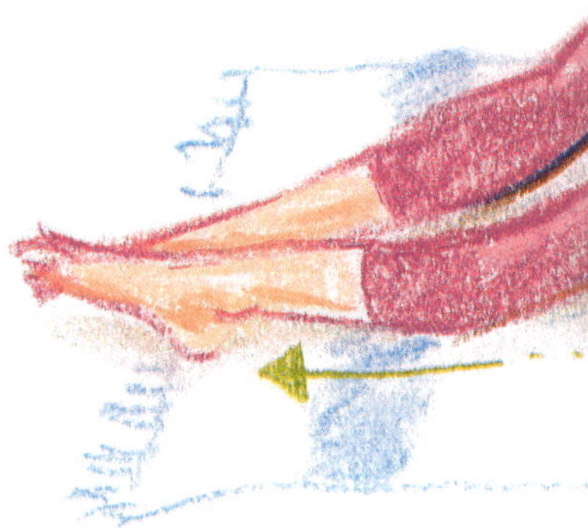

2

Strecken: Die Arme liegen angewinkelt neben dem Kopf am Boden. Ziehen Sie jetzt beim Einatmen den rechten Arm vorsichtig so lang, wie es geht. Die Hand bleibt auf dem Boden. Beim Ausatmen den Arm wieder locker lassen. Warten Sie einen Atemzug ab, und wiederholen Sie die Übung mit dem linken Arm. Jetzt sind die Beine dran: Strecken Sie beim Einatmen den rechten Fuß, und ziehen Sie das Bein am Boden entlang - so weit es geht. Dabei kein Hohlkreuz machen, der Po ist angespannt. Nun wieder ausatmen und das Bein locker lassen. Nach einem Atemzug die Übung mit dem linken Bein machen. Und zum Schluß rekken und strecken Sie sich diagonal: rechter Arm, linkes Bein - kleine Pause - linker Arm, rechtes Bein.

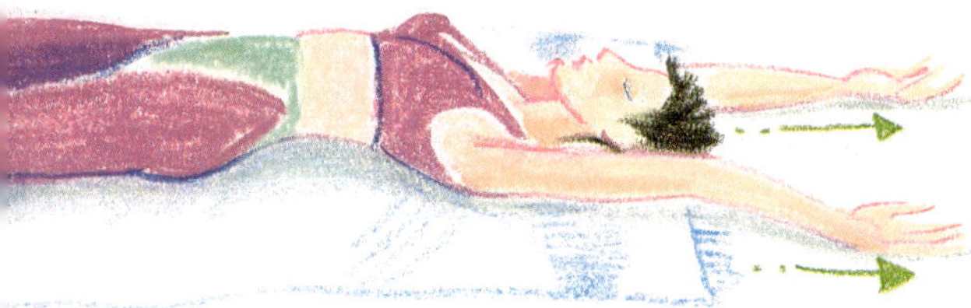

2

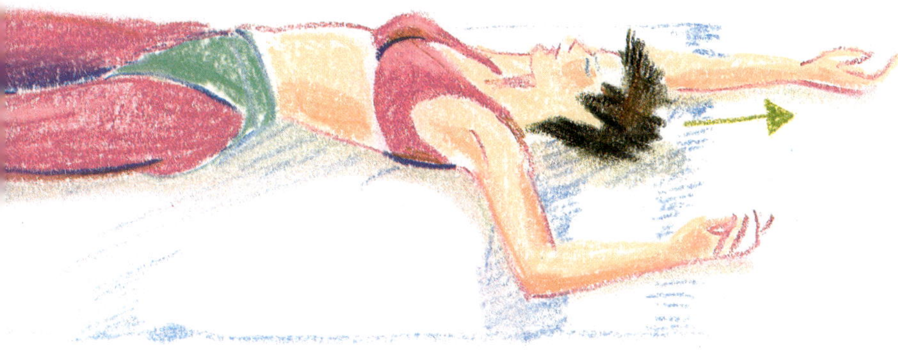

3

Beinschaukel: Knie an den Bauch ziehen und die Beine locker kreuzen. Genießen Sie einen Moment die wohltuende Entspannung für den Rücken. Legen Sie nun die Hände in die Kniekehlen, die Unterschenkel sind parallel, die Schultern bleiben möglichst am Boden. Beim Ausatmen die Knie allmählich zum Bauch ziehen, beim Einatmen wieder loslassen. Wiederholen Sie die Übung mindestens 5mal. Stellen Sie sich dabei vor, Sie drücken die Luft mit den Beinen langsam aus dem Bauch. Sie werden sich wundern,

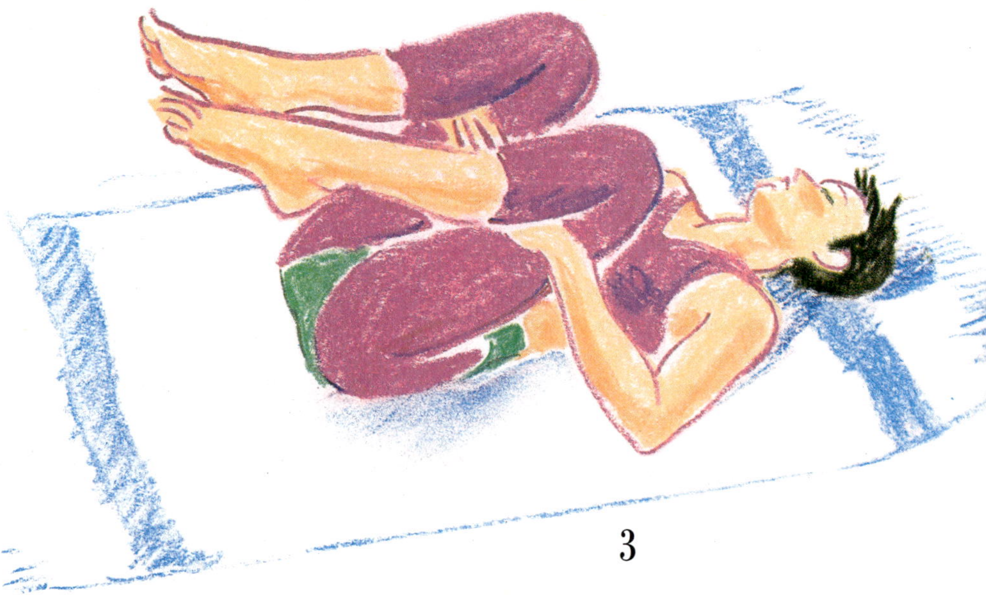

3

wieviel Luft Sie haben, wie lange Sie (durch den Mund) ausatmen können und wie schnell das Einatmen funktioniert. Zum Schluß die Füße aufstellen und nach vorn rutschen lassen. Die Arme liegen neben dem Körper.

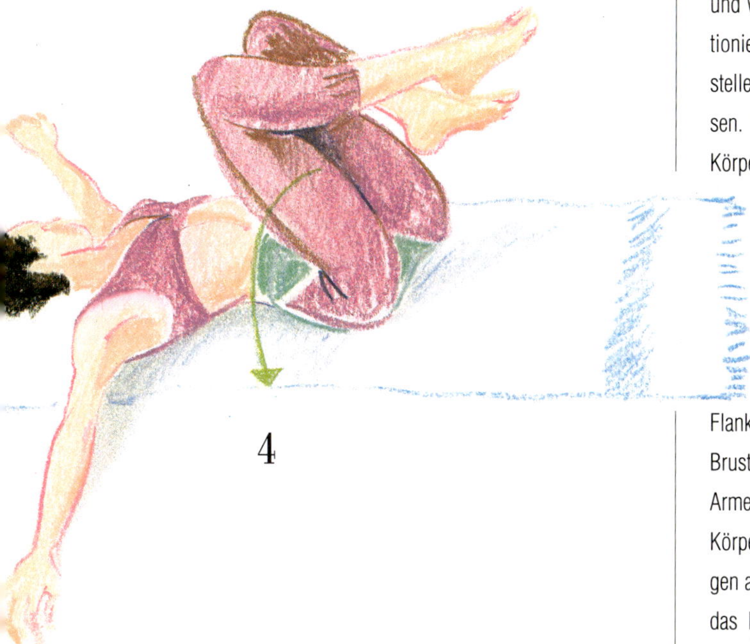

4

4

Flankendehnung: Knie wieder an die Brust ziehen, Beine kreuzen und die Arme in Schulterhöhe neben den Körper legen, die Handflächen liegen auf dem Boden. Drehen Sie nun das Kinn zur linken Schulter, und lassen Sie die Beine langsam nach rechts fallen - Knie und Füße berühren den Boden. Versuchen Sie auch, die rechte Schulter bei jedem Ausatmen ein Stück tiefer sinken zu lassen. Spüren Sie den Atem in der rechten Flanke und im Bauch? Kommen Sie jetzt in die Ausgangsposition zurück, und wiederholen Sie die Übung zur anderen Seite. 2mal.

Tip: Wenn Sie keine Dehnung in der Seite spüren, versuchen Sie beim nächsten Mal, die Knie noch enger an den Körper zu ziehen.

5

Gerolltes Blatt: Setzen Sie sich auf die Fersen. Lassen Sie Kopf und Schultern nach vorn hängen, ziehen Sie den Bauch ein, und rollen Sie sich langsam nach unten ein. Versuchen Sie, den Po auf den Füßen zu lassen, und legen Sie die Stirn an den Boden. Die Arme liegen neben dem Körper, die Handflächen zeigen zur Decke, die Schultern sind ganz entspannt. Atmen Sie tief und gleichmäßig. Diese Übung fördert die Atmung im unteren Bauch. Spüren Sie, wie Ihr Bauch beim Einatmen sanft gegen die Oberschenkel drückt und sich Ihr unterer Rücken nach oben dehnt? Legen Sie ruhig mal eine Hand auf den Rücken, und versuchen Sie, die Stelle zu finden, an der die Bewegung am deutlichsten ist. Lassen Sie sich Zeit. Ziehen Sie nun die Nasenspitze zwischen die Knie, und rollen Sie sich beim Einatmen mit rundem Rücken wieder in die Sitzposition zurück.

5

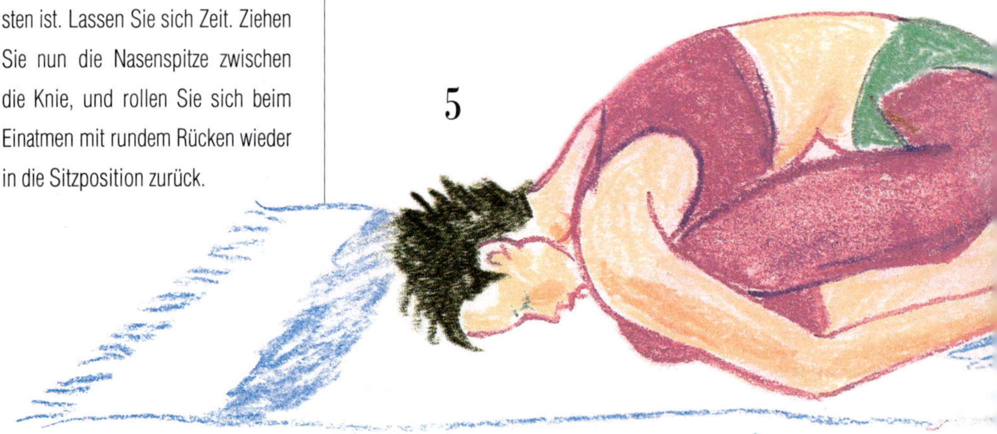

6

Hand auflegen: Wiederholen Sie nun die erste Übung, und beobachten Sie sich genau: Spüren Sie die Atembewegung – besonders im unteren Bauch – deutlicher? Ist der ganze Atemraum größer geworden? Liegt der Rücken fester auf dem Boden?

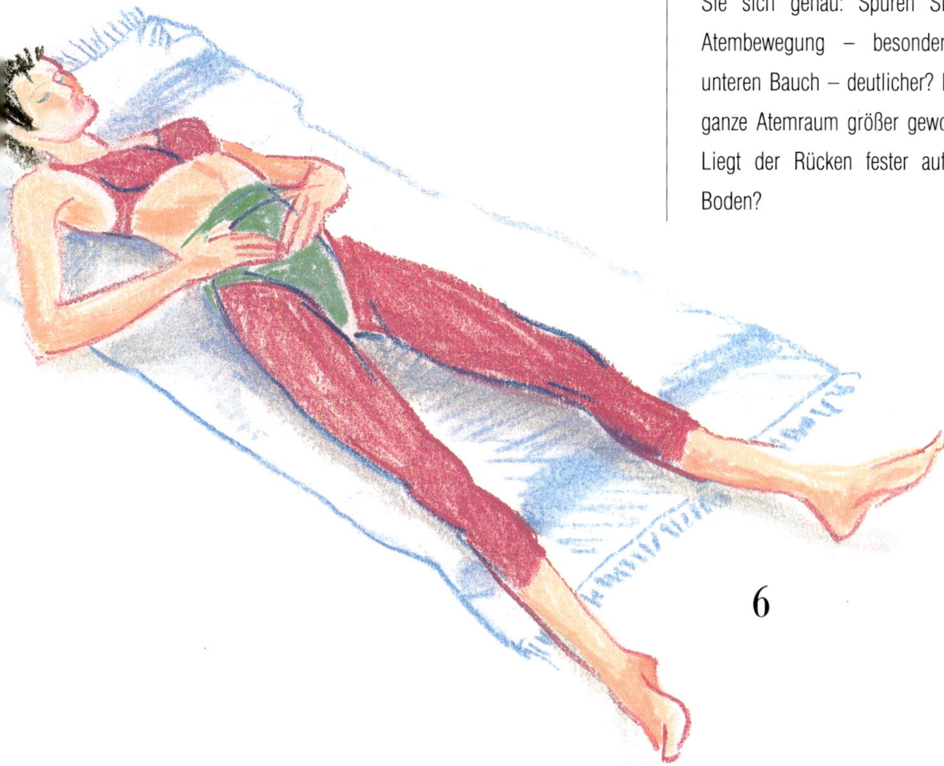

6

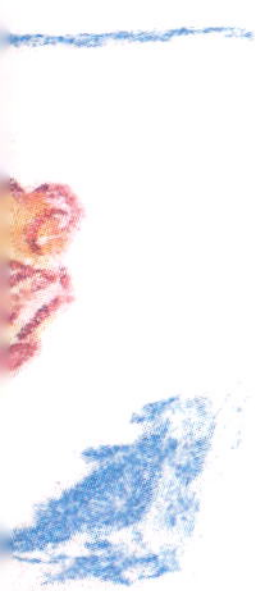

7

Atmen und Sprechen: In den Schneidersitz setzen und den Rükken gerade machen. Legen Sie nun eine Hand auf den Bauch oberhalb des Nabels, und machen Sie laut fff-t. Das „t“ dabei kräftig explodieren lassen. Auf „fff“ geht der Bauch rein (Ausatmung), bei „t“ entweicht noch mal Luft. Anschließend werden Sie ganz automatisch blitzschnell wieder einatmen, und die Bauchdecke spannt sich. Das ist übrigens eine Übung, die zum Beispiel Schauspielerinnen im Schlaf beherrschen: Sie kommen beim Sprechen nie außer Atem, weil sie das „t“ am Wortende immer deutlich artikulieren. Versuchen Sie es doch auch mal! Sprechen Sie oft und schnell folgende Wörter hintereinander: nich-t, sprich-t, is-t, vermiß-t, küß-t. Je lauter und deutlicher Sie das „t“ artikulieren, desto tiefer werden Sie einatmen und desto mehr Luft haben Sie zum Sprechen. Ihre Stimme klingt dann viel voller.

7

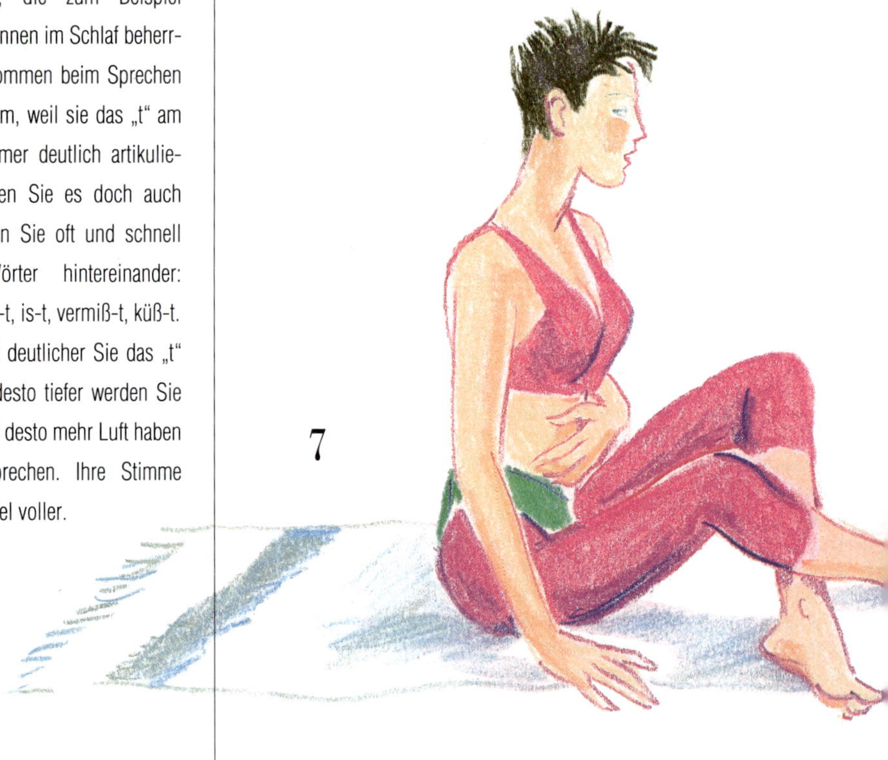

Bequeme Kleidung

Ziehen Sie bequeme, weite Kleidung an, die nicht einengt. Wenn die Hose kneift oder der Gürtel zwickt, hebt sich beim Luftholen meist nur verkrampft die Brust. Wichtig ist es aber, tief in den Bauch hinein zu atmen. Auch im Alltag sollten Sie darauf achten, daß Jeans oder Rock nicht zu eng sind. Denn genauso wie freies Atmen entspannt, kann falsches Luftholen nervös und hektisch machen.

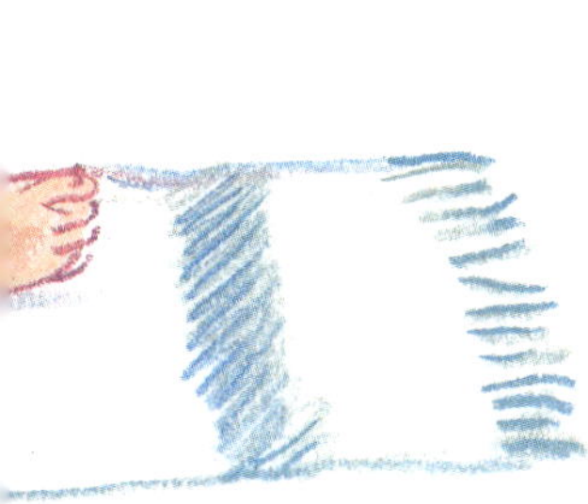

Sechs meditative
Chi Gung-Übungen,
die den Alltagsstreß
abbauen.

Entspannung aus Fernost

Wer sich gestreßt und ausgelaugt fühlt, abgespannt ist, kann den natürlichen Energiefluß im ganzen Körper blockieren. Davon geht jedenfalls die chinesische Bewegungslehre aus. Körper, Geist und Seele müssen im Gleichgewicht sein, sonst kann das sogenannte Chi nicht fließen. Wörtlich übersetzt bedeutet Chi Dampf oder Wolke; gemeint ist die Lebenskraft, die alles steuert. Um das richtige Gefühl für das Chi zu bekommen, gibt es spezielle Übungen (chinesisch: Gung), die über 2500 Jahre alt sind. Wer lange übt – so heißt es –, kann lernen, das Chi im Körper richtig zu leiten, es sogar zu vermehren und auf andere zu übertragen. Der Oberbegriff für all diese Übungen, zu denen zum Beispiel auch Tai Chi oder Kung Fu gehören, ist Chi Gung. Hier finden Sie sechs einfache meditative Übungen, mit denen man toll abschalten, sich auf Körper und Atmung konzentrieren kann. Fangen Sie erst mit ein oder zwei Übungen an, nehmen Sie alle zwei bis drei Tage eine weitere hinzu. Machen Sie die Übungen in bequemer Kleidung und so lange es Ihnen angenehm ist; Faustregel: etwa zwei bis fünf Minuten pro „Station", am besten täglich.

Grundhaltung

Bevor Sie anfangen, versuchen Sie erst mal, die richtige Haltung zu finden. Die ist nämlich ganz wichtig, um frei und unbehindert atmen zu können. Alle Übungen im Stehen haben die gleiche Grundstellung: Die Knie sind über den Fußspitzen leicht gebeugt. Die Füße stehen parallel und etwa hüftbreit auseinander, der Rücken ist gerade. Nicht den Po rausstrecken! Die Lendenwirbel drücken sich nach hinten, als wollte man an einer Wand einen Gipsabdruck von ihnen nehmen. Dadurch verschwindet das Hohlkreuz. Die Schultern nicht hochziehen, sondern loslassen. Der Kopf hängt an einem unsichtbaren Band, das Sie nach oben zieht. Der ganze Körper fühlt sich an wie eine Marionette.

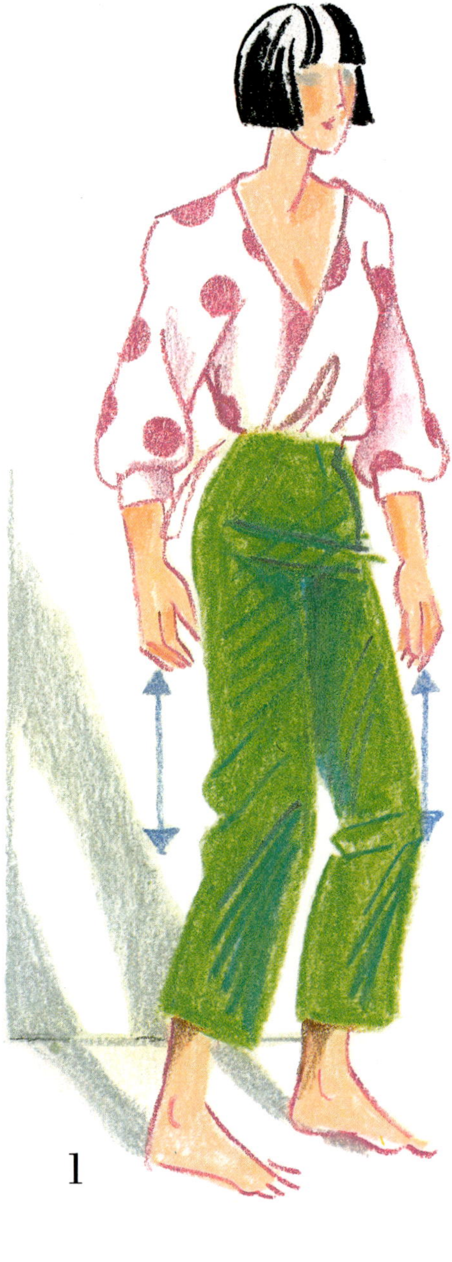

1

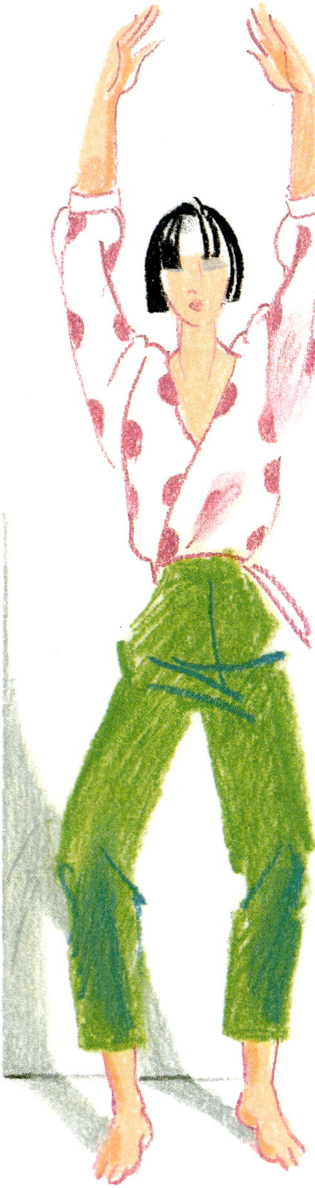

2

1

Die Rückkehr des Frühlings: Locker stehen und aus den Knien heraus kräftig auf und ab wippen. Nicht zu viel machen: Schultern nicht hochziehen, sondern einfach hängen lassen. Stellen Sie sich vor, Sie reiten und werden dabei durchgeschüttelt. Stoßweise ein paarmal nacheinander ausatmen, dann tief einatmen.

2

Energietore öffnen: Arme heben, die Handflächen zeigen zueinander. Die Aufmerksamkeit wandert von den Ellenbogen, über die Schultern, zu Hüfte, Knie- und Fußgelenken. Der Körper wird durchlässig, fühlt sich an wie körniger Sand, der von Wasser durchströmt wird.

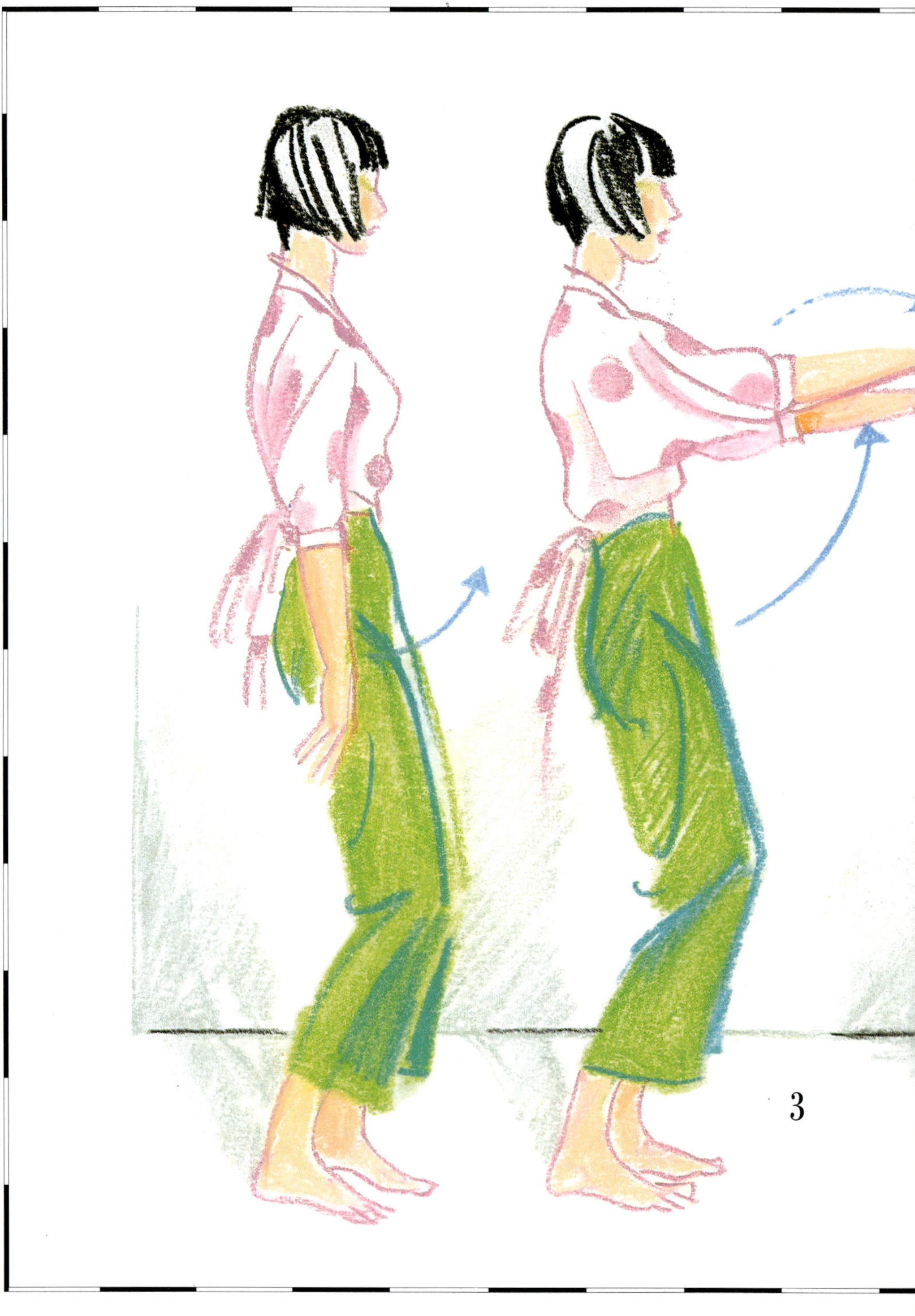
3

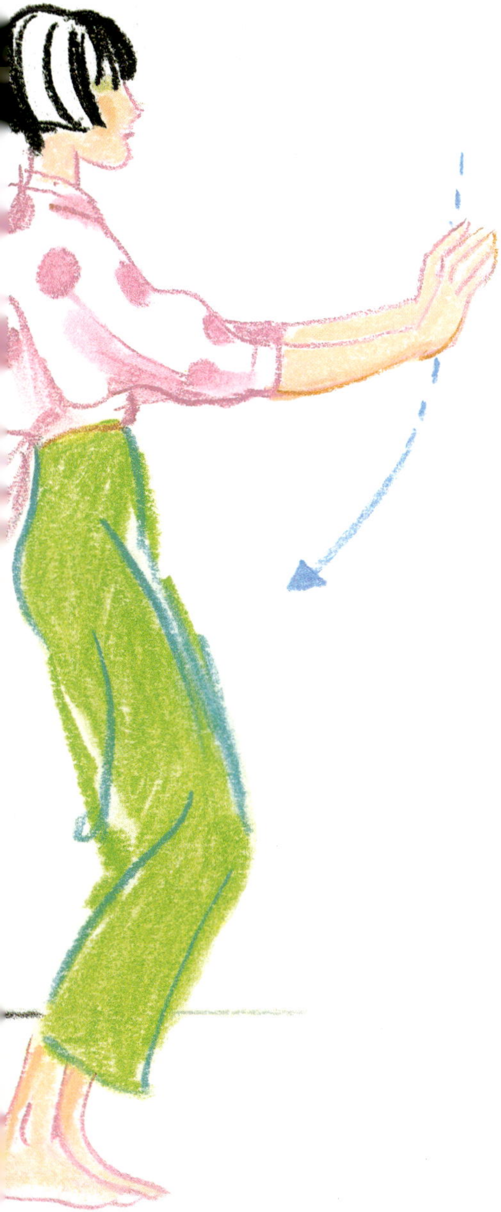

3

Das Chi wecken: Aus der Grundhaltung die Arme beim Einatmen bis in die Waagerechte aufsteigen lassen, die Hände hängen dabei entspannt. Die Arme werden vom Atem nach oben geführt, liegen wie auf einem Ballon, der sich aufbläht. Beim Ausatmen die Arme absenken, dabei zeigen die Finger nach oben. Die Luft wird sanft nach unten gedrückt, der leichte Widerstand ist spürbar, als ob man in der Luft schwimmt.

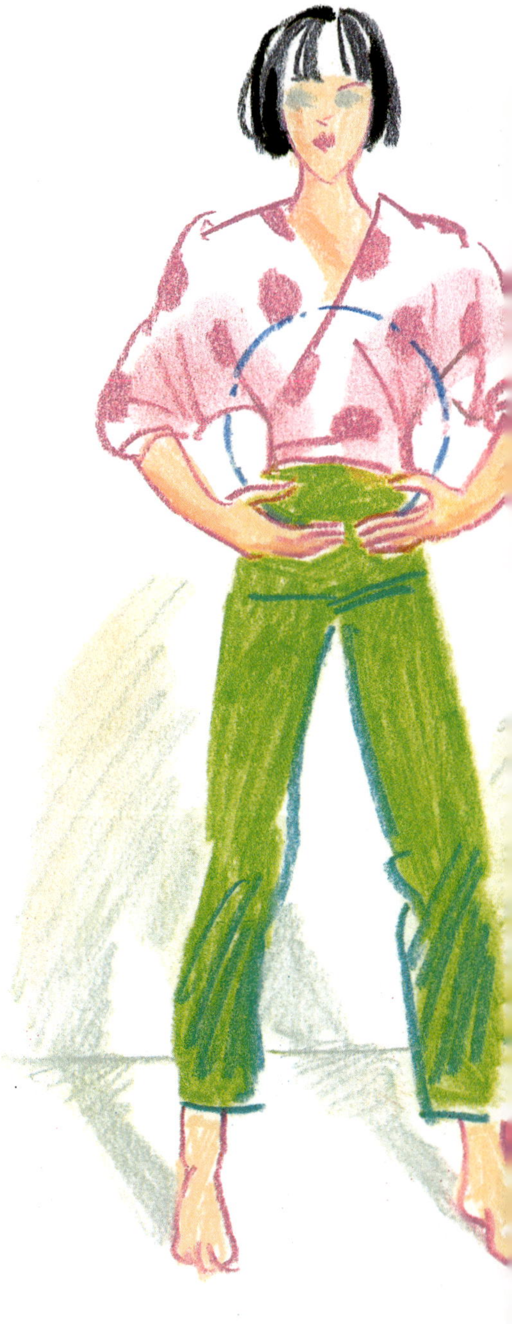

4

Den Mond halten: Die Arme halten vor dem Bauch einen unsichtbaren großen Ball (den Mond). Die Fingerspitzen zeigen zueinander, berühren sich aber nicht. Die Arme steigen beim Einatmen auf, beim Ausatmen senken sie sich langsam wieder. Konzentrieren Sie sich auf die Körpermitte, ungefähr zwei Fingerbreit unter dem Bauchnabel.

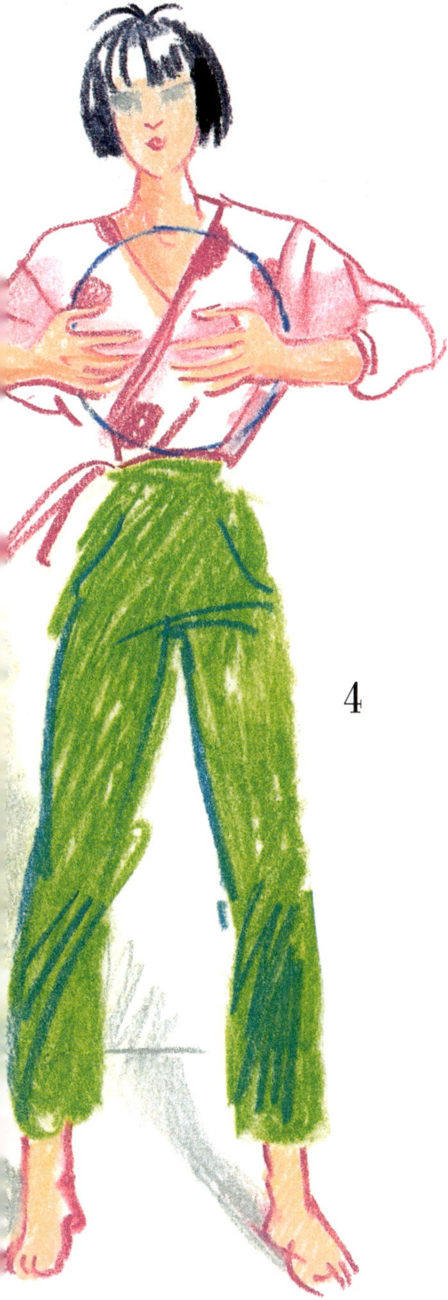

4

Chi Gung-Kurse

Wer in der Gruppe Chi Gung oder Tai Chi machen möchte, kann das an der Volkshochschule tun, im Sportverein oder auch in speziellen Sportstudios, die sich auf asiatische Bewegungskünste spezialisiert haben.

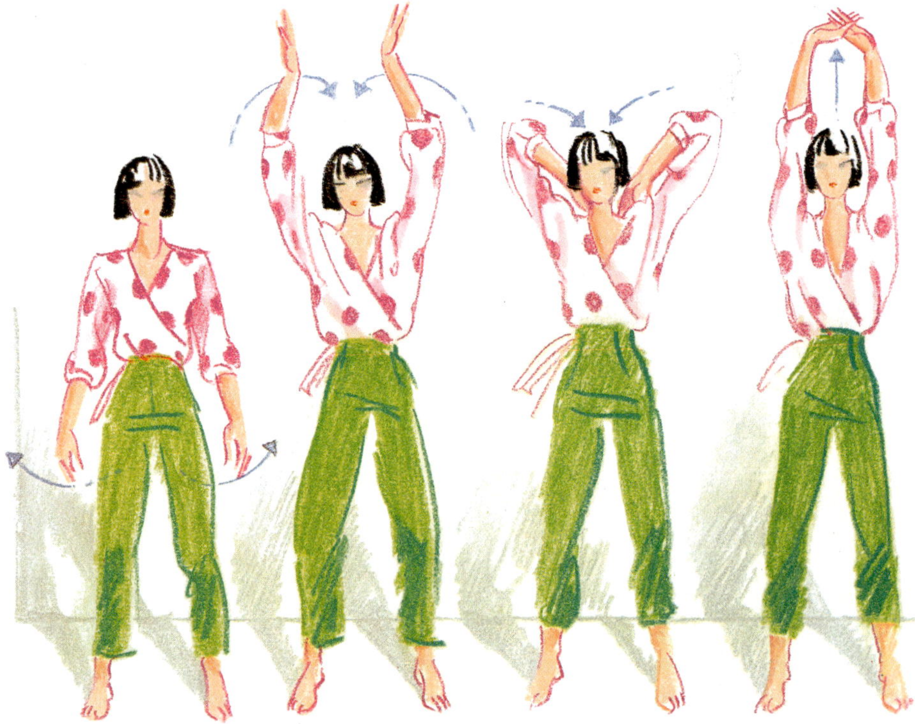

5

5

Den Himmel heben: Aus der Grundhaltung die Arme beim Einatmen seitlich nach oben führen, die Hände hinter dem Nacken verschränken. Ausatmen, die Arme dabei kräftig mit gefalteten Händen nach oben drücken. Beim Einatmen lösen sich die Hände. Die Arme seitlich bis zur Waagerechten herunternehmen. Jetzt wieder ausatmen, die Arme

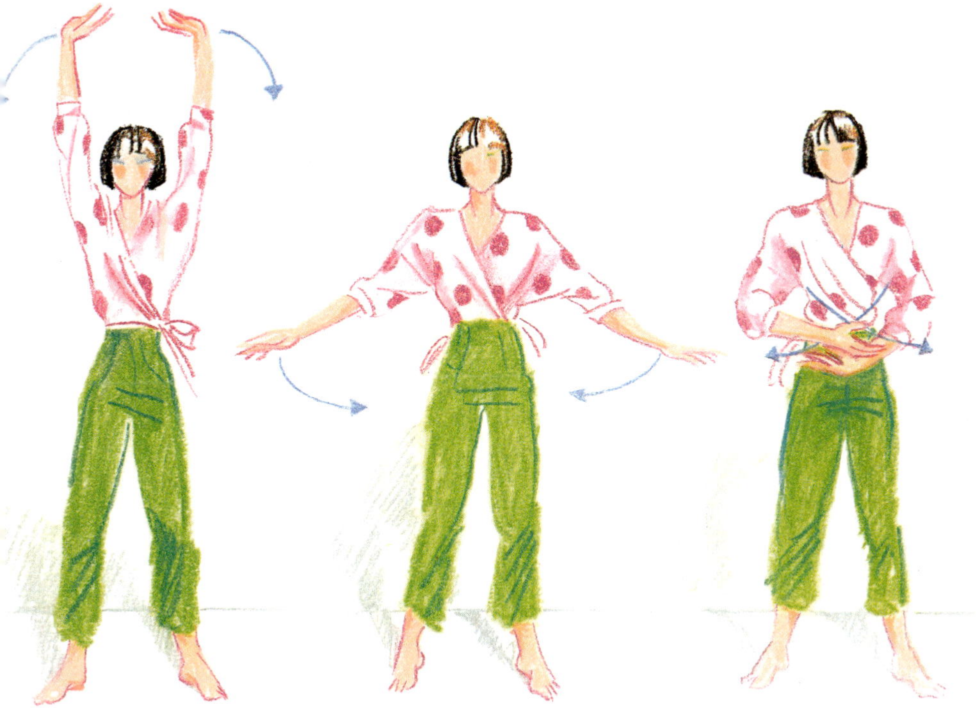

ohne Pause weiter absenken, vor dem Körper aneinander vorbeiführen, bis die Handflächen nach oben zeigen. Die Arme wie ein Pendel in die Ausgangsposition zurückführen. Einatmen und von vorn anfangen.

6

Stille-Übung: Setzen Sie sich auf die Fersen und versuchen Sie, sich mit geradem Rücken auf den Bauch und den Atem zu konzentrieren. Die Hände liegen locker auf den Oberschenkeln. Die Gedanken kommen lassen und sie, wie buddhistische Mönche sagen, „ohne Bedauern wieder wegschicken".

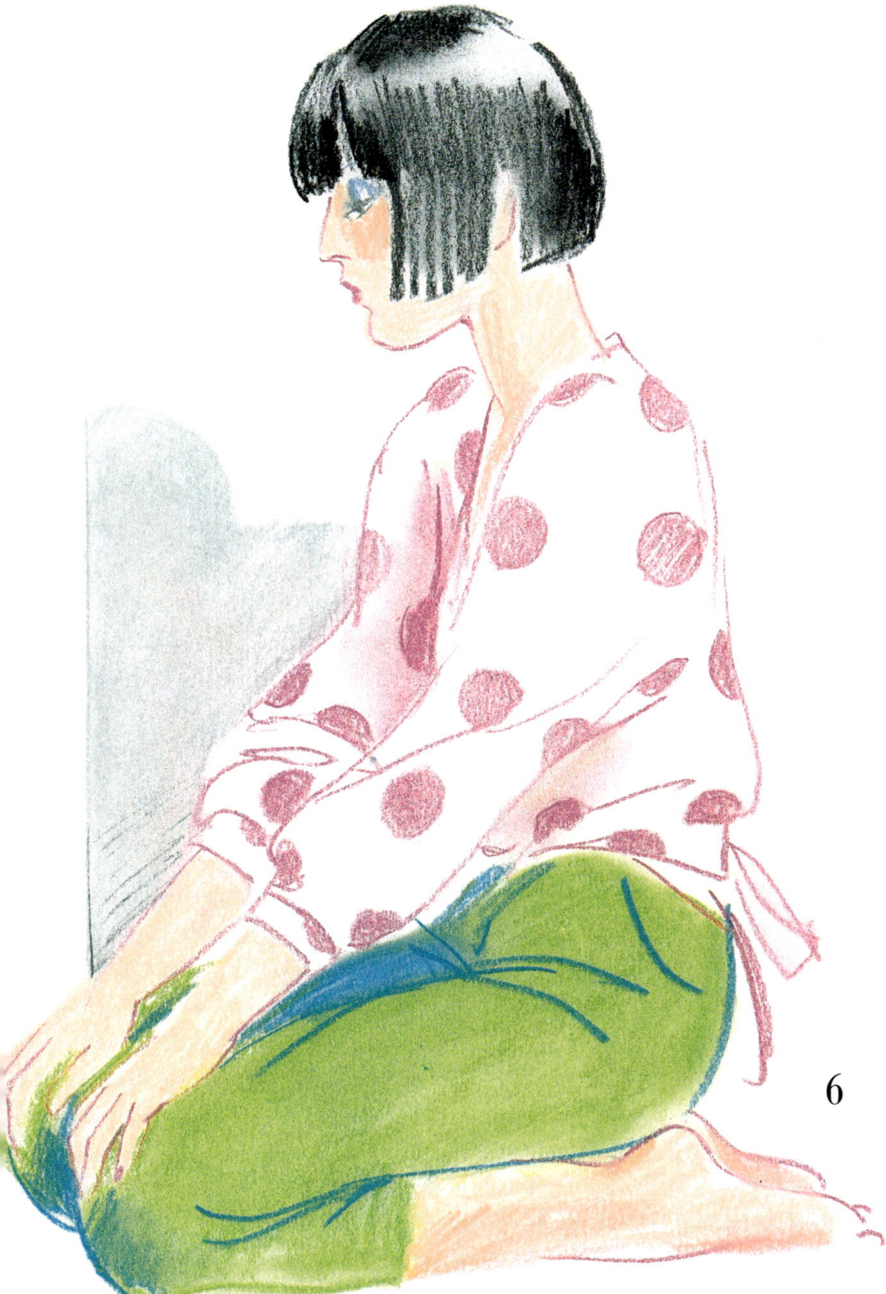

6

Sechs Grundübungen des klassischen Balletts bringen eine gute Haltung und sind ein sanftes Muskeltraining.

Ballettstunde zu Hause

Aufrecht und selbstbewußt gehen, sich harmonisch bewegen – das können ausgebildete Tänzerinnen fast im Schlaf. Machen Sie es nach: Mit sechs klassischen Ballett-Übungen bekommen Sie bald ein ganz neues Körpergefühl, und ein gutes Muskeltraining sind sie sowieso. Das brauchen Sie dafür: • Einen Stuhl mit hoher Lehne. Er ersetzt die Ballettstange. • Einen Spiegel, in dem Sie sich von Kopf bis Fuß sehen können. • Bequeme, aber nicht zu weite Sportkleidung, damit Sie Ihre Bewegungen kontrollieren können. Wer lange Haare hat, steckt sie am besten hoch, sonst läßt sich die Kopfhaltung schlecht überprüfen. • Ballettschläppchen, in denen Sie die Füße gut bewegen können. Barfuß geht's natürlich auch. • Ruhige Musik, nach der Sie langsam „1-2-3-4" zählen können. Am schönsten ist klassische Ballettmusik. Die versetzt Sie in die richtige Stimmung.

1

Grundposition: Mit ihr beginnen und enden alle Ballettstunden. Wer richtig stehen kann und das häufig trainiert, kriegt schon dadurch eine bessere Haltung: Stellen Sie sich seitlich vor einen Spiegel, Fersen zusammen, die Fußspitzen zeigen nach außen. Üben Sie nun, kerzengerade zu stehen. Das klingt einfacher, als es ist, denn bei der richtigen Ballett-Haltung wird der ganze Körper angespannt und gestrafft. Das schafft man am besten Punkt für Punkt:

- Beine strecken
- Po anspannen
- Bauch einziehen
- Rippen heben
- Schultern zurück und senken
- Kopf heben

Schauen Sie nun sechs Atemzüge lang schön gestreckt in den Spiegel. Dann alle Muskeln entspannen und die Grundposition wiederholen. 10mal.

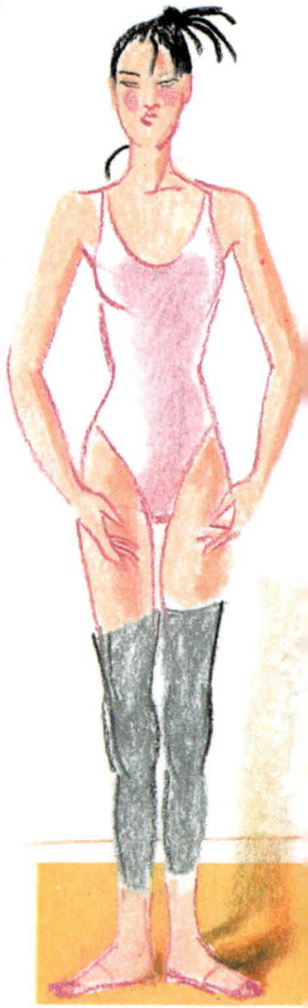

1

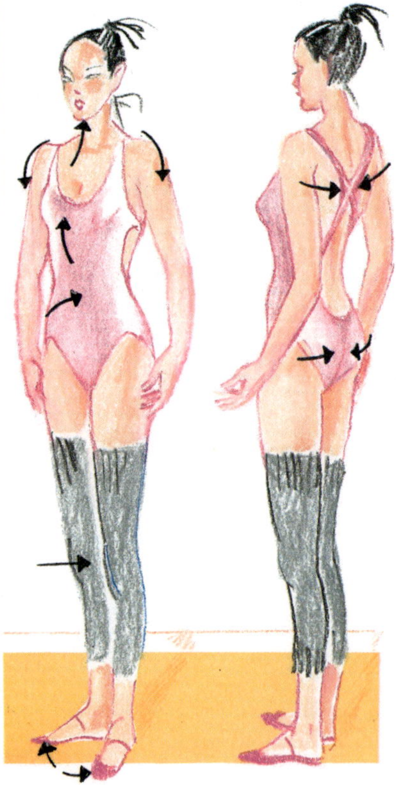

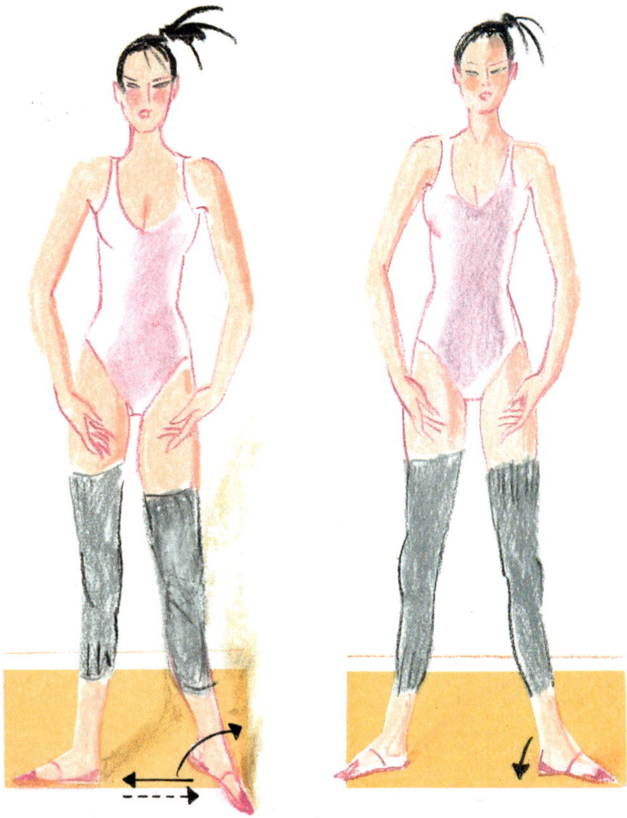

2

2

Grundposition in der Bewegung: Sie trainiert die Spannkraft aller Muskelgruppen, die für eine gute Haltung wichtig sind. Nehmen Sie die Grundhaltung ein, und drehen Sie die Fußspitzen so weit nach außen, daß Sie noch gut aufrecht stehen können. (Also nicht das Becken nach vorn kippen, und kein Hohlkreuz machen!) Beim Durchatmen langsam bis vier zählen. Dann das Gewicht auf's rechte Bein verlagern. Den linken Fuß strecken, mit der Spitze am Boden entlang streifen und eine Fußbreite entfernt absenken. Bis vier zählen. Ist der Po noch angespannt? Wieder auf die Fußspitze gehen und den Fuß in die Ausgangsposition zurückziehen. Standbein wechseln und die ganze Übung 4mal wiederholen.

3

Ports de Bras (Armführungen): Sie bringen einen geraden Rücken und festigen Schulter- und Armmuskeln. Gehen Sie in die Grundposition, und halten Sie die Hände vor die Oberschenkel, als ob Sie ein Buch aufgeschlagen hätten („Bras bas“, Arme unten). Zählen Sie langsam bis vier. Führen Sie jetzt die Arme vor die Brust, als ob Sie in dem Buch lesen wollten – vier Atemzüge lang (1. Armposition). Nun öffnen Sie die Arme und zählen wieder bis vier (2. Armposition). Die Schultern bleiben dabei gesenkt! Dann führen Sie die Arme über den Kopf, als ob Sie dort einen dicken Ball halten wollten. Bis vier zählen (3. Armposition). Die Schultern bleiben unten, der Blick ist nach vorn gerichtet. Jetzt die Arme wieder mit jeweils vier Zählzeiten in die 2. und 1. Armposition und schließlich in die „Bras bas“ zurückführen. Zum Schluß den Oberkörper locker nach vorn fallen lassen und ausschütteln. Die Übungsfolge 4mal wiederholen.

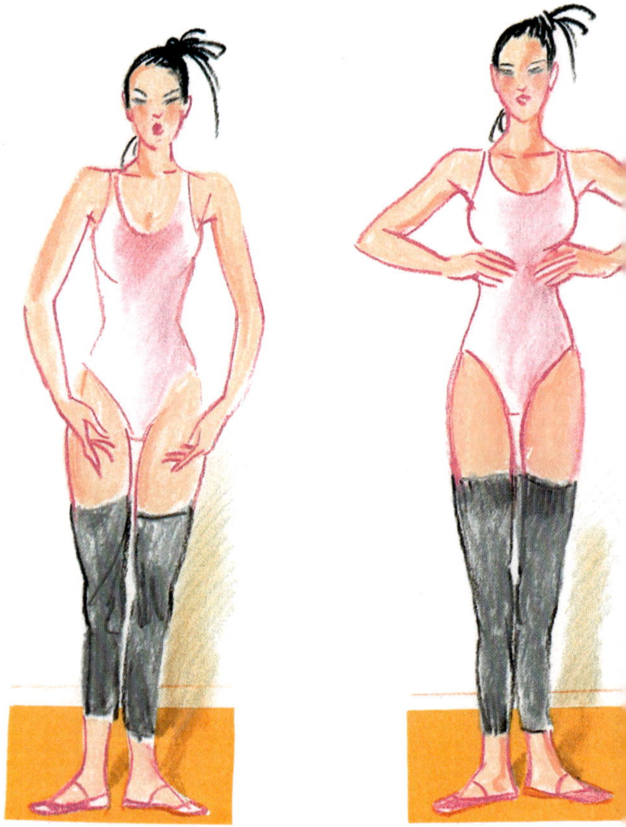

3

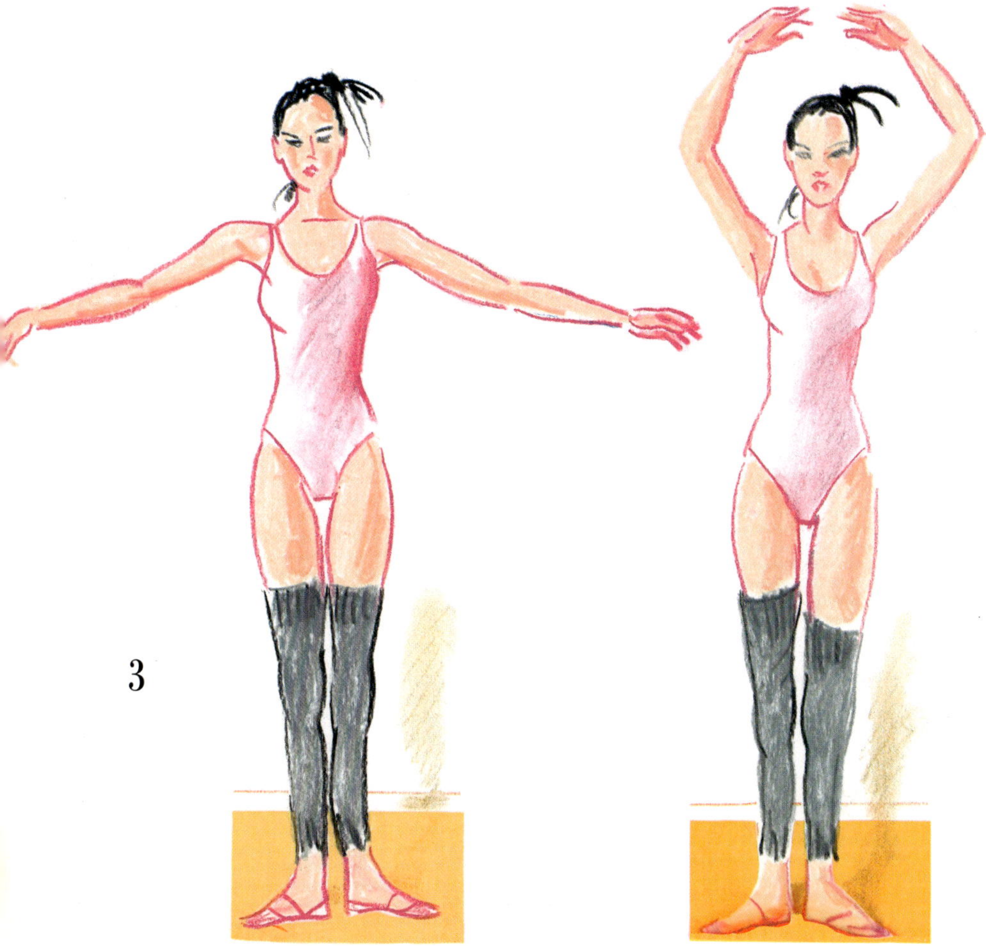

4

Demi Plié (halbe Kniebeuge) und Relevé (Aufrichten): Das strafft die Oberschenkel, dehnt die Wadenmuskeln und kräftigt die Fußgelenke. Fingerspitzen auf die Stuhllehne legen und die Grundposition einnehmen (1. Position). Bis vier zählen. Jetzt soweit in die Kniebeuge gehen, daß die Fersen noch fest am Boden bleiben (Demi Plié). Die Knie zeigen über die Fußspitzen, und die Außenkanten der Füße sind belastet. Bis vier zählen. Wieder zurück in die 1. Position, bis vier zählen und dabei die Haltung korrigieren. Nun richten Sie sich auf (Relevé). Gehen Sie so weit es geht auf die Zehenspitzen, und belasten Sie dabei vorwiegend die großen Zehen. Bis vier zählen und in die 1. Position zurückkommen. Wiederholen Sie die ganze Übung 8mal.

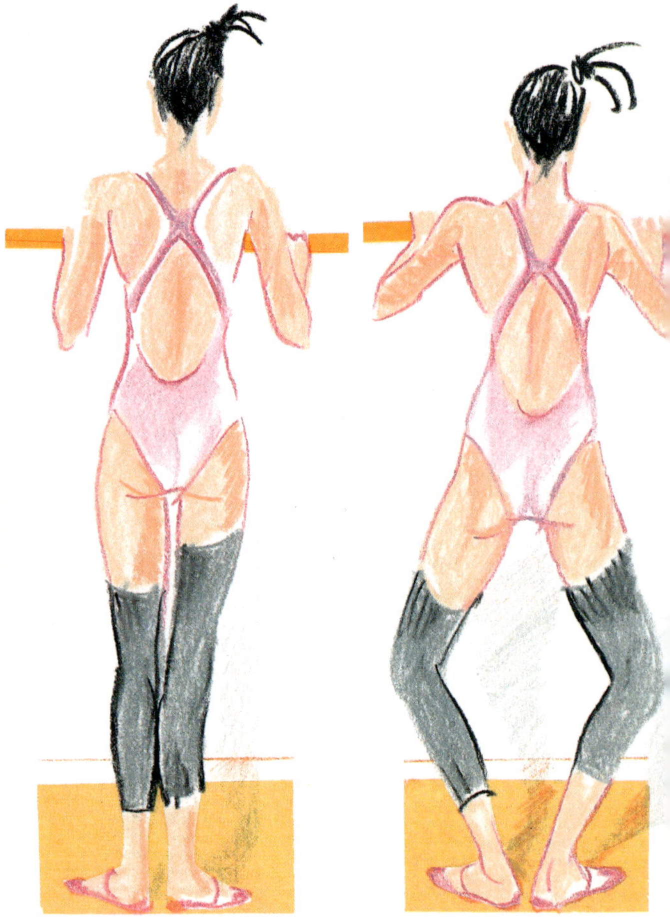

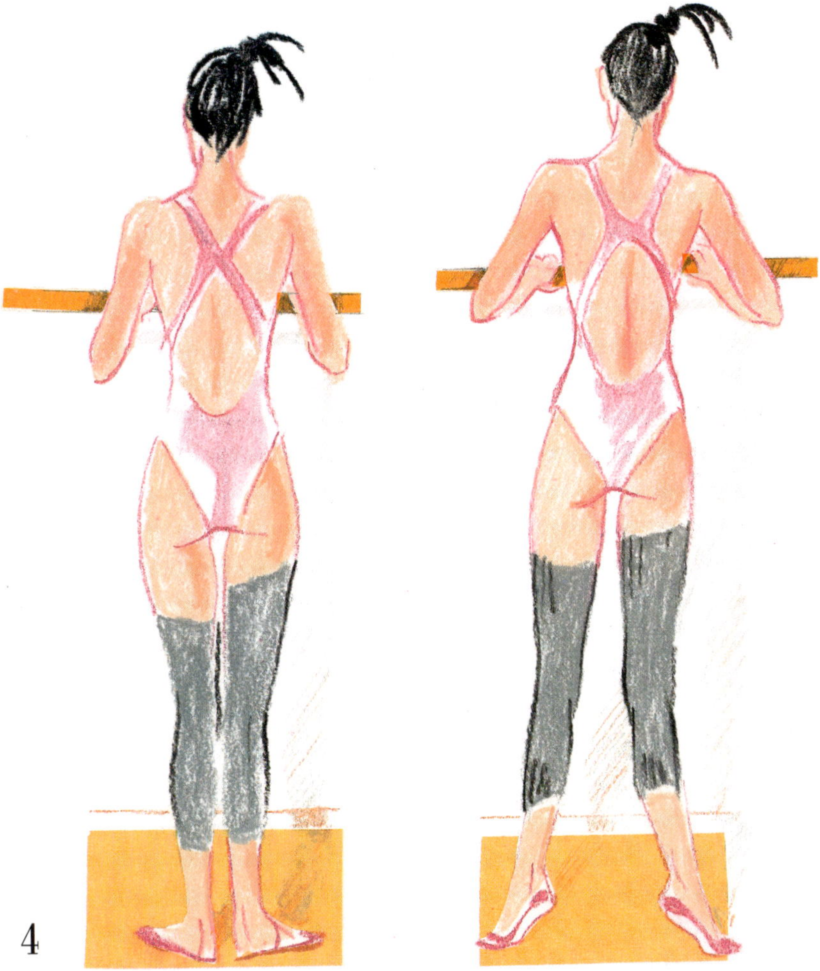

4

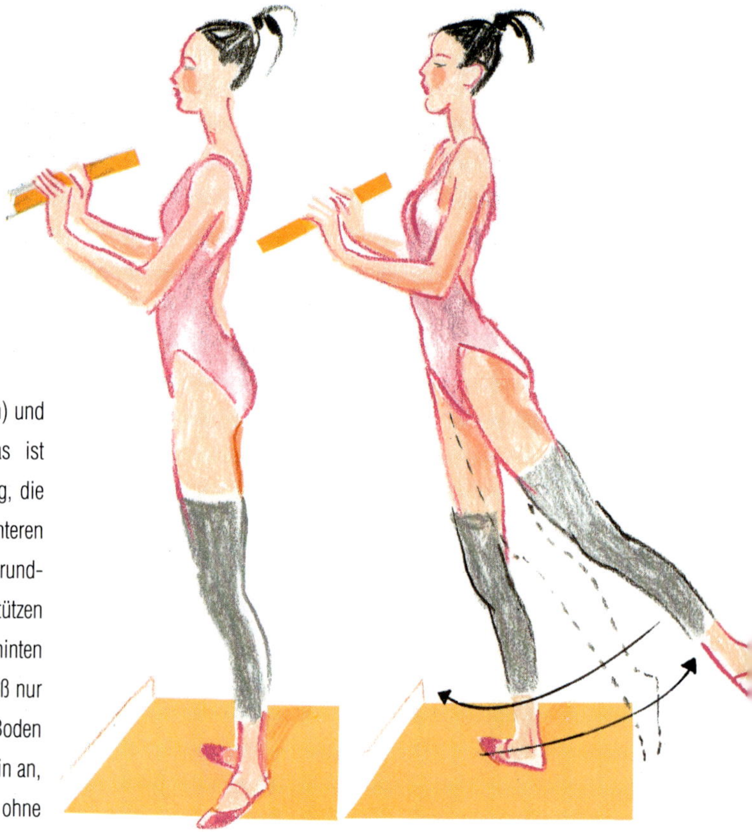

5

Grand Battement (Ausschlagen) und Arabesque (Standwaage): Das ist eine gute Gleichgewichtsübung, die gleichzeitig die Po- und unteren Rückenmuskeln kräftigt. In Grundpositon auf die Stuhllehne stützen und ein Bein so weit nach hinten führen, daß bei gestrecktem Fuß nur noch der große Zeh den Boden berührt. Jetzt heben Sie das Bein an, und zwar so hoch wie möglich, ohne die Hüften zu verdrehen (Grand Battement). Langsam bis vier zählen. Mit der Fußspitze auf den Boden tippen und das Bein wieder anheben. 8mal. Heben Sie jetzt das Bein wieder so hoch es geht, lassen Sie die Lehne los, und versuchen Sie vier Atemzüge lang so im Gleichgewicht zu bleiben (Standwaage). Die Übungsfolge abwechselnd mit dem rechten und linken Bein machen – 4mal.

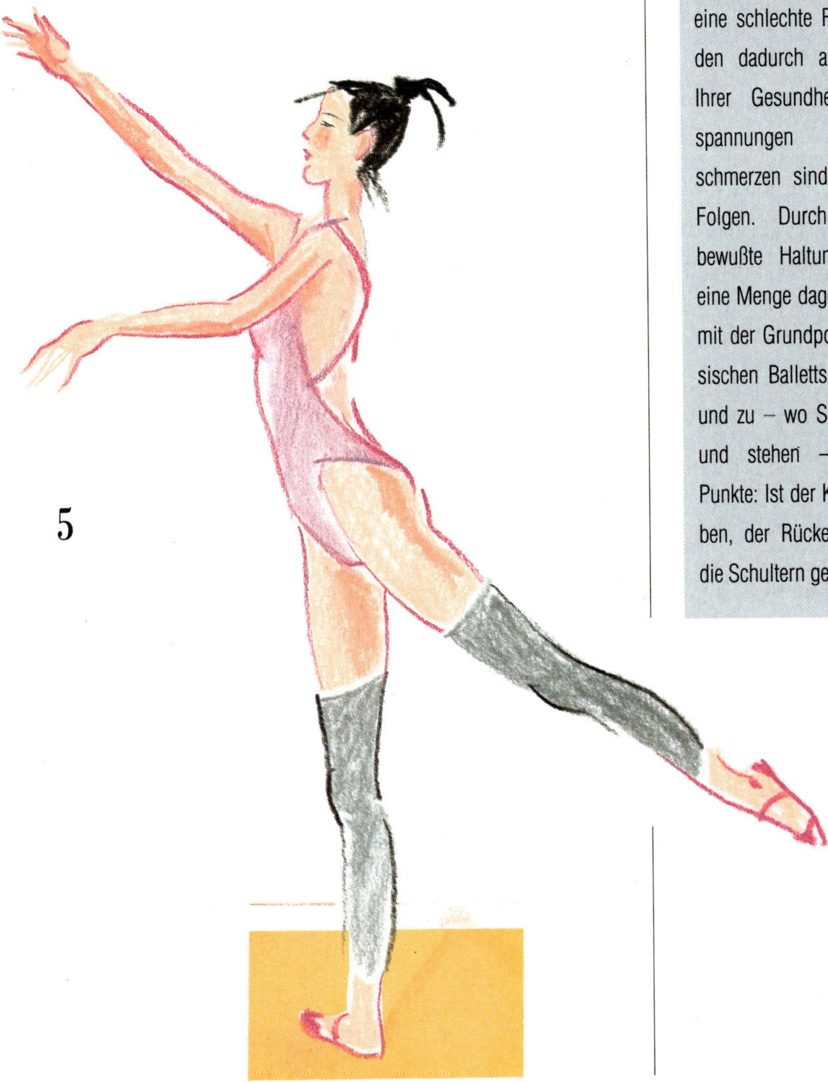

5

Haltung im Alltag

Wenn Sie mit hängenden Schultern und krummem Rücken herumlaufen, machen Sie nicht nur eine schlechte Figur. Sie schaden dadurch auf Dauer auch Ihrer Gesundheit: Nackenverspannungen und Rückenschmerzen sind die häufigsten Folgen. Durch eine selbstbewußte Haltung können Sie eine Menge dagegen tun – eben mit der Grundposition des klassischen Balletts. Achten Sie ab und zu – wo Sie gerade gehen und stehen – auf folgende Punkte: Ist der Kopf leicht gehoben, der Rücken gerade? Sind die Schultern gesenkt?

6

Sautés (Sprünge): Das bringt Kraft und Kondition. In Grundposition die Hände auf die Hüften legen. Gehen Sie nun in die halbe Kniebeuge (Demi Plié), und stellen Sie sich vor, Sie seien eine Sprungfeder. Die „Feder" wird nun losgelassen, und Sie schnellen in die Höhe (Sauté). Beine und Füße sind in der Luft gestreckt, die Pomuskeln angespannt. Fangen Sie sich weich mit einer halben Kniebeuge wieder auf. Und achten Sie darauf, daß der Oberkörper immer gerade bleibt. Zurück in die Grundposition und die Übung 8mal wiederholen.

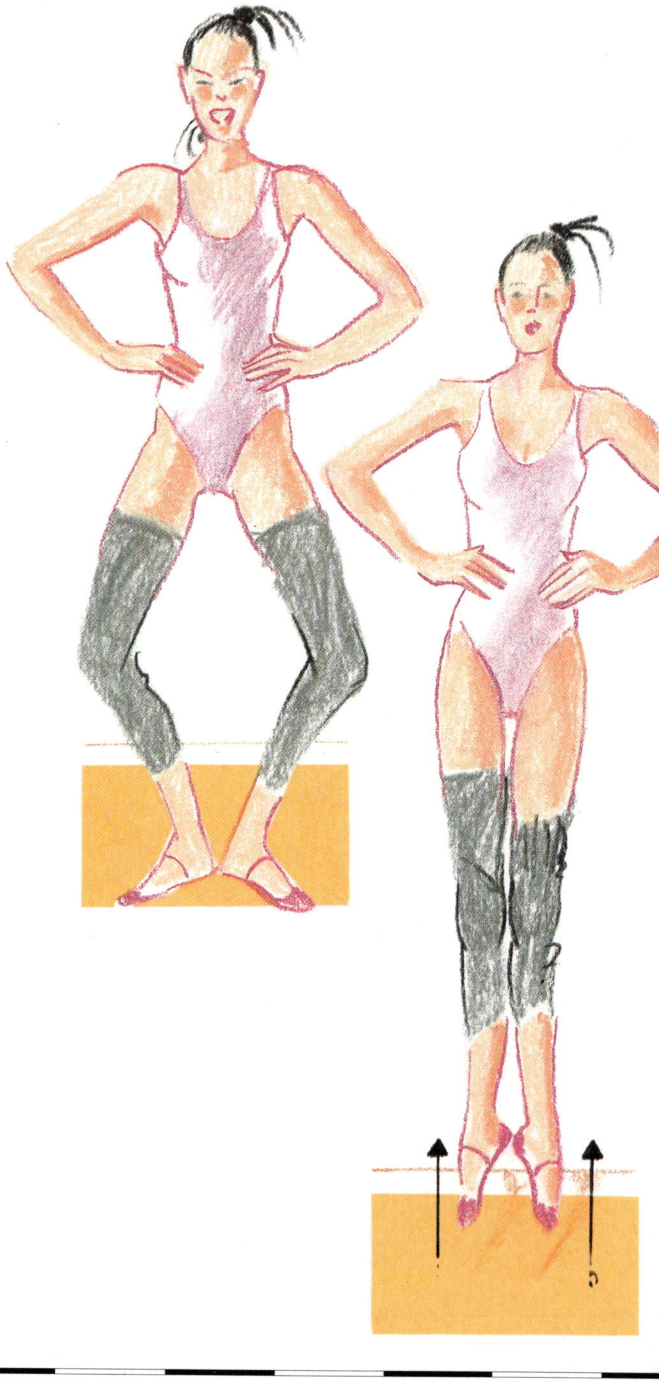

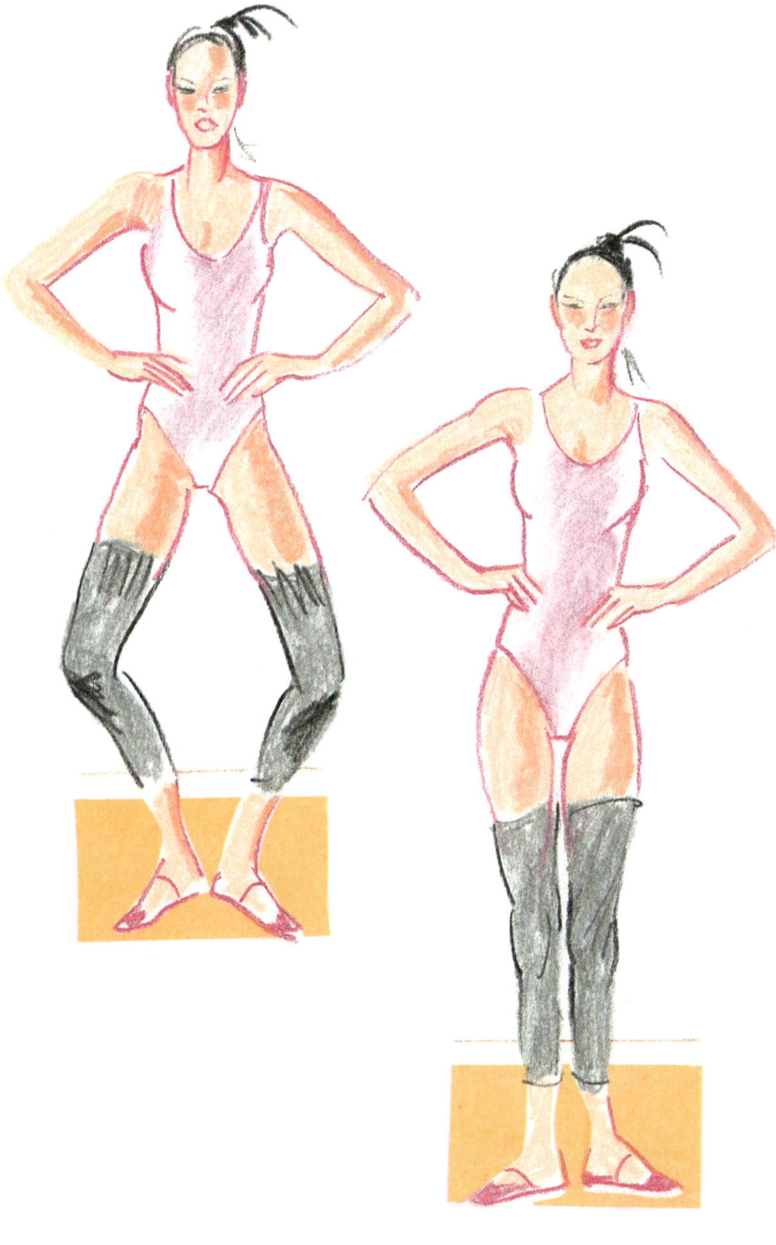

6

Acht Kraft- und Stretching-Übungen für den Swimming-Pool, die die Gelenke schonen.

Aqua-Gymnastik

Eine sanfte, dabei sehr effektive Gymnastik, super für den Sommer! Auch wer sich richtig austobt, dem wird´s im Wasser nicht zu heiß. Gelenke und Bänder können nicht überlastet werden, da das Wasser jede Bewegung verzögert und dämpft. Sein natürlicher Widerstand macht die einzelnen Übungen trotzdem sehr wirkungsvoll. Die Gymnastik ist deshalb toll für alle, die Probleme mit den Gelenken haben oder die zu viele Pfunde auf die Waage bringen. Je tiefer Sie im Wasser sind, desto mehr strengen die Übungen an. Ideal ist etwa brusttiefes Wasser. Wenn Sie die Aqua-Gymnastik draußen machen: Auf jeden Fall einen wasserfesten Sonnenschutz benutzen, die UV-Strahlen treffen Sie auch im Wasser. Nasse Haut verbrennt sogar besonders schnell!

1

Aufwärmen: Plantschen Sie richtig im Wasser rum, laufen Sie mit hochangezogenen Knien auf der Stelle. Springen Sie zwischendurch so hoch, daß der Po möglichst aus dem Wasser guckt. Nehmen Sie die Arme mit: Strecken Sie sie beim Springen hoch über den Kopf.

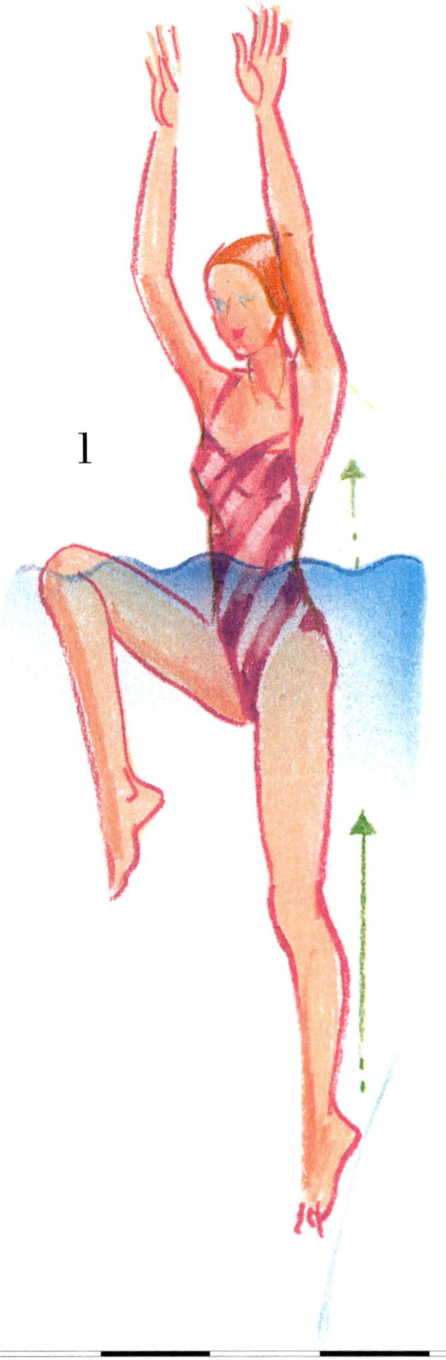

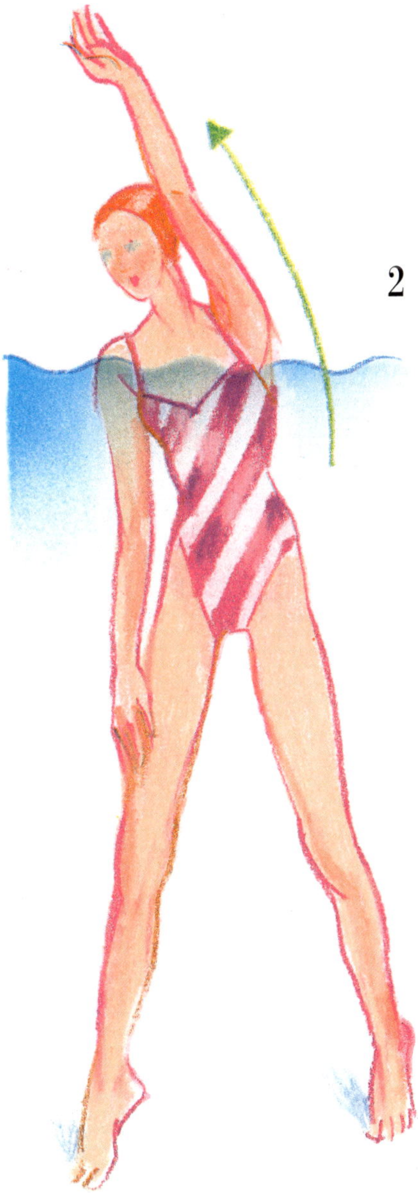

2

2

Den Körper dehnen: Stellen Sie sich auf die Zehenspitzen, und strecken Sie gleichzeitig den linken Arm schräg nach rechts oben. Entspannen, dann den rechten diagonal nach links strecken. Dabei soll jeweils die ganze Körperseite gedehnt werden. Beim Strecken einatmen, loslassen und ausatmen.

3

Schultern und Rücken: Locker stehen, mit den Händen Schaufeln formen, die Arme dann seitlich in Schulterhöhe ausstrecken. Die Handflächen zeigen nach vorn. Jetzt langsam die Hände vor dem Körper zusammenführen, dabei kräftig Wasser wegschieben und ausatmen. Die Handflächen umdrehen. Und los geht´s in die andere Richtung, nach hinten, ebenfalls mit viel Kraft. Dabei einatmen. Die Schulterblätter hinten so weit wie möglich zusammenbringen. Bei der Vorwärtsbewegung ist der Rücken rund, beim Rückwärtsschub kommt die Brust nach vorn. Genießen Sie die Gleitbewegungen, und machen Sie die Übung 10 bis 20mal. Anschließend zum Auflockern ein paar Züge schwimmen.

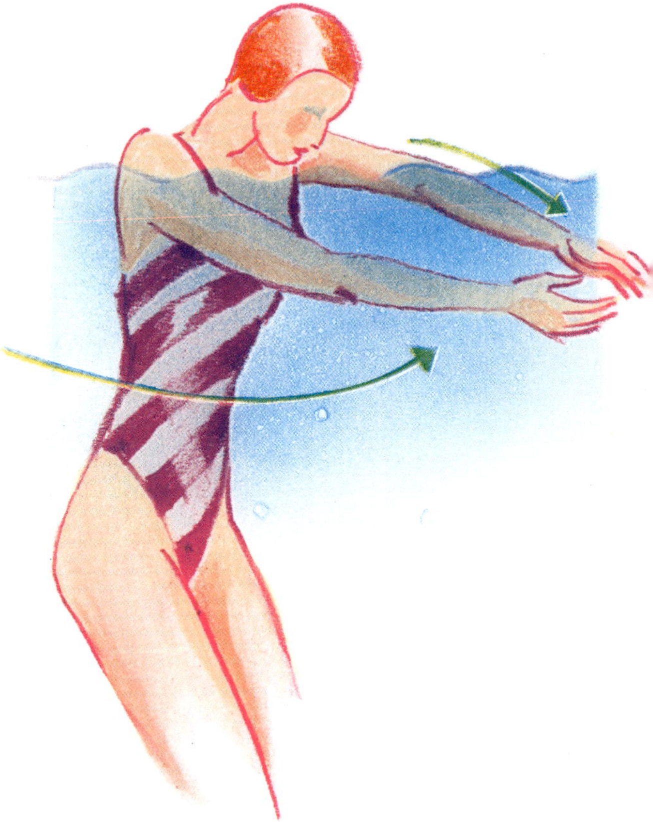

3

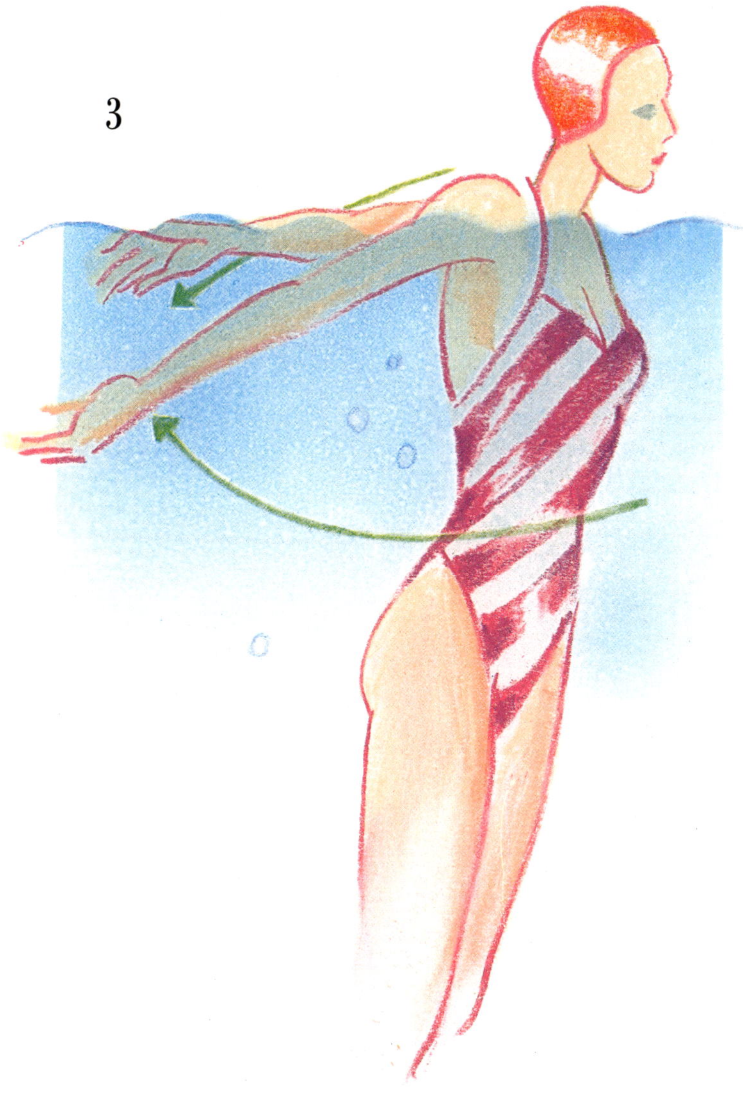

4

Unterarme und Rücken: Beine etwas grätschen, Arme und Beine leicht anwinkeln. Die Ellenbogen liegen in Schulterhöhe kurz unterhalb der Wasseroberfläche. Jetzt mit beiden Händen eine Faust machen und die Arme nach unten durchs Wasser ziehen. Unten Hände strecken und die angewinkelten Arme wieder nach oben drücken. Dabei die Ellenbogen zuerst anheben. 10 bis 20mal, anschließend die Arme ausschütteln.

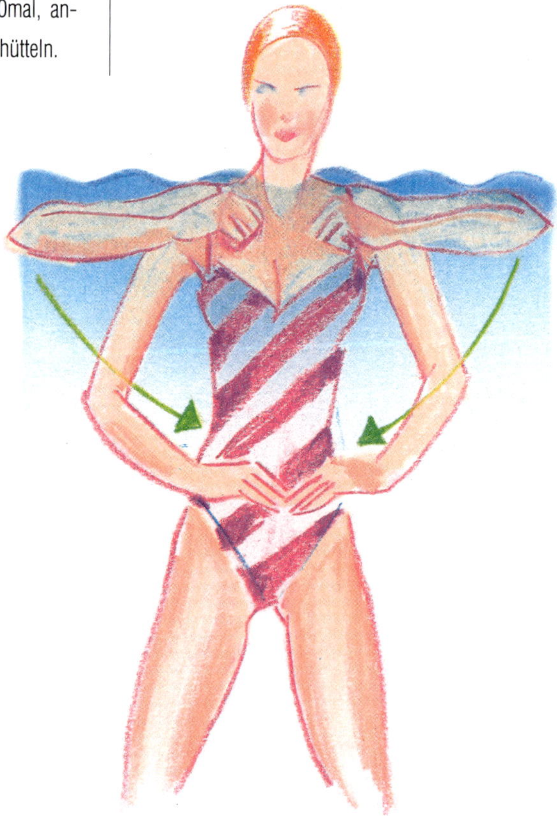

4

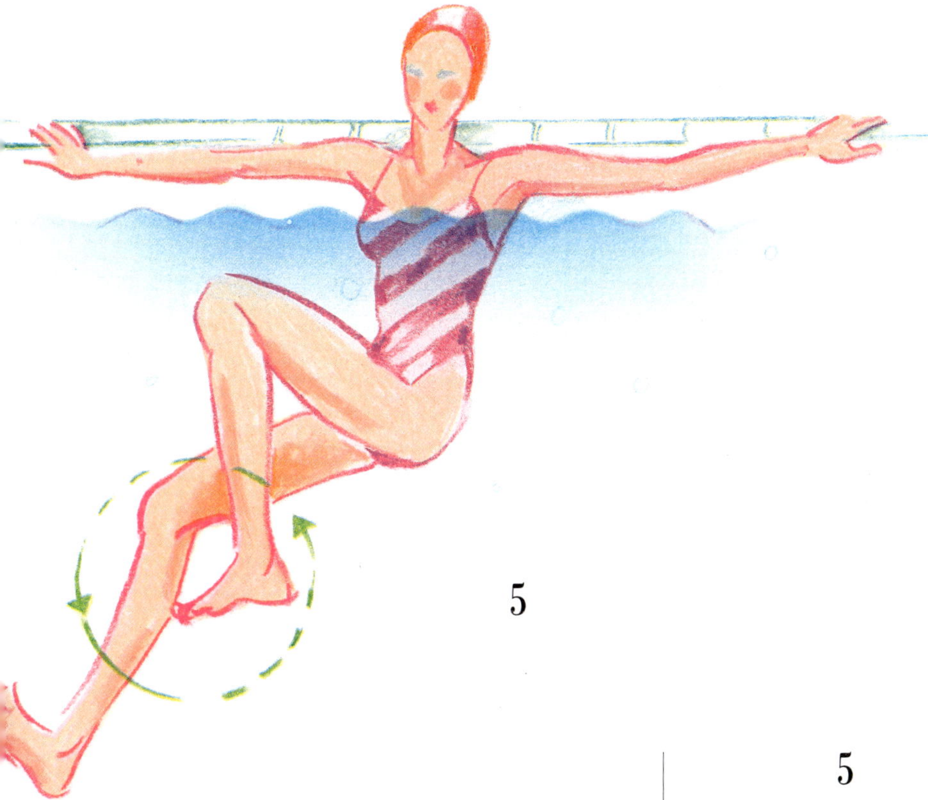

5

5

Bauch: An den Beckenrand hängen und mit den Beinen radfahren. Die Füße dabei anwinkeln und das Wasser richtig mit der Fußsohle wegschieben. Die Brust rausstrecken, aber nicht ins Hohlkreuz gehen. Das lockert den unteren Rücken und kräftigt gleichzeitig die Bauchmuskeln. Wenn Sie versuchen, den Po nach oben zu drücken und bewußt mit dem Bauch zu arbeiten, ist es besonders anstrengend – und wirkungsvoll.

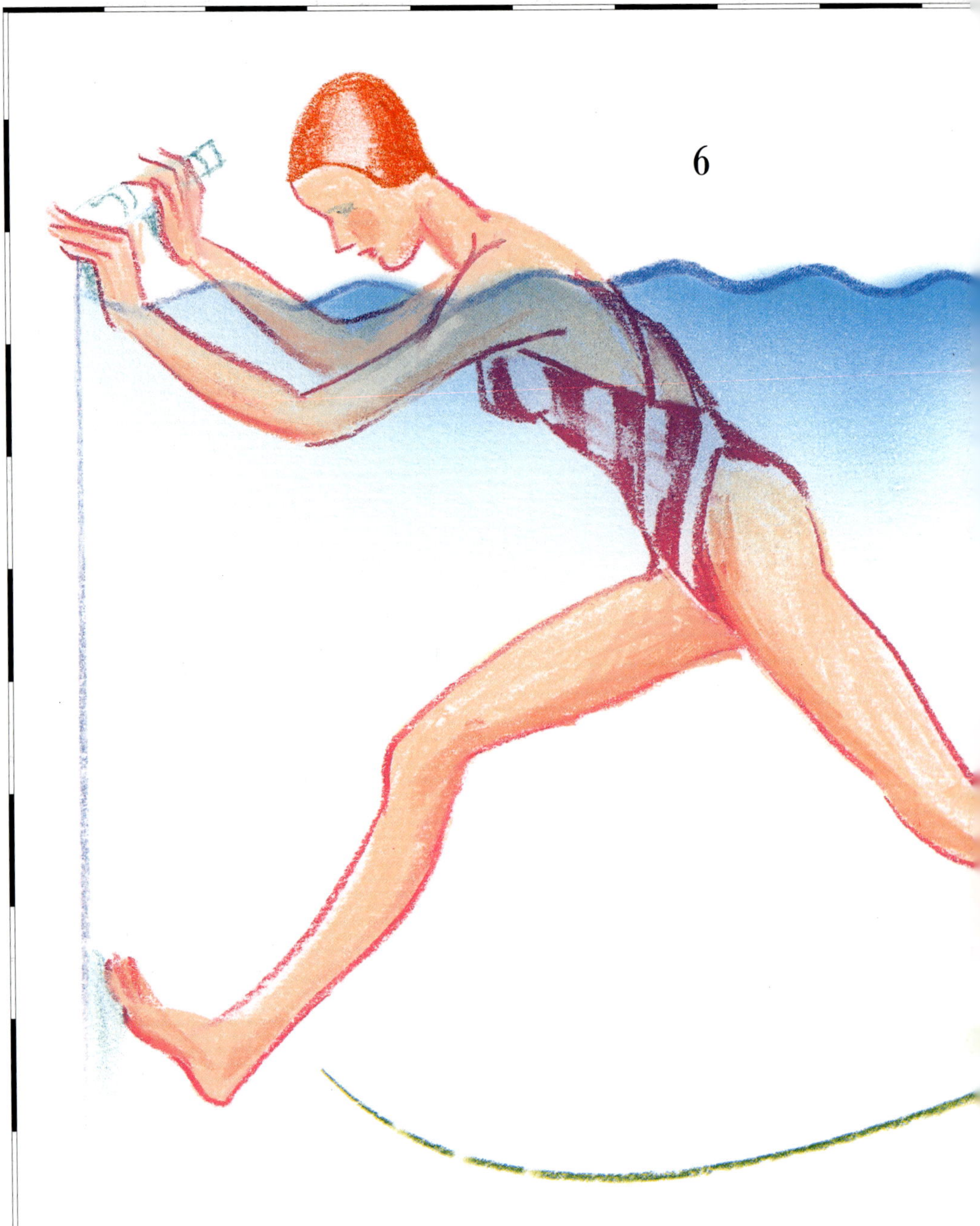
6

6

Po: Drehen Sie sich zur Beckenwand, und stützen Sie sich mit Händen und Füßen ab. Das linke Bein mit angewinkeltem Fuß langsam nach hinten drücken und den Bauch dabei anspannen. Langsam das Bein wieder zurückführen und das andere nehmen. Nicht ins Hohlkreuz gehen und die Beine nie ganz durchstrecken. Pro Bein 10 bis 20mal.

7

Oberschenkel: Stellen Sie sich mit leicht gebeugten Beinen seitlich zum Beckenrand, und halten Sie sich mit einer Hand dort fest. Denken Sie jetzt an die Haltung einer Ballerina: Machen Sie sich ganz gerade, Brust raus und den Bauch etwas einziehen, den Rücken und Hals strecken und groß werden. Nun das äußere Bein langsam und mit Anspannung (bis in die Zehenspitzen) anheben. Versuchen Sie, das Knie so weit wie möglich hochzuziehen. Senken Sie es dann genauso bewußt wieder ab. 10 bis 20mal pro Seite.

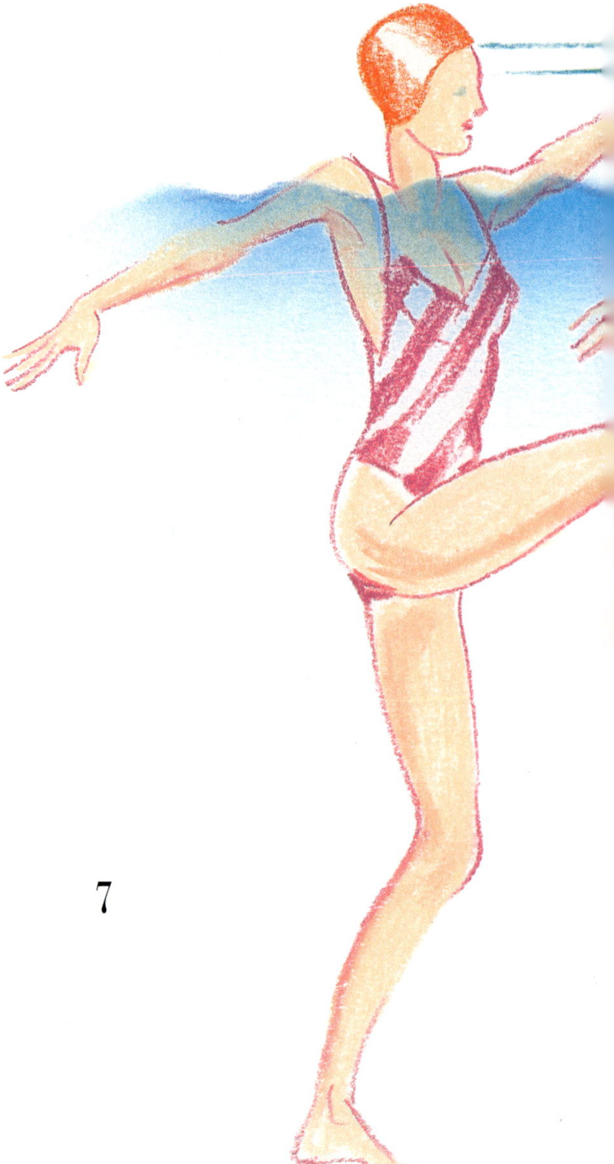

7

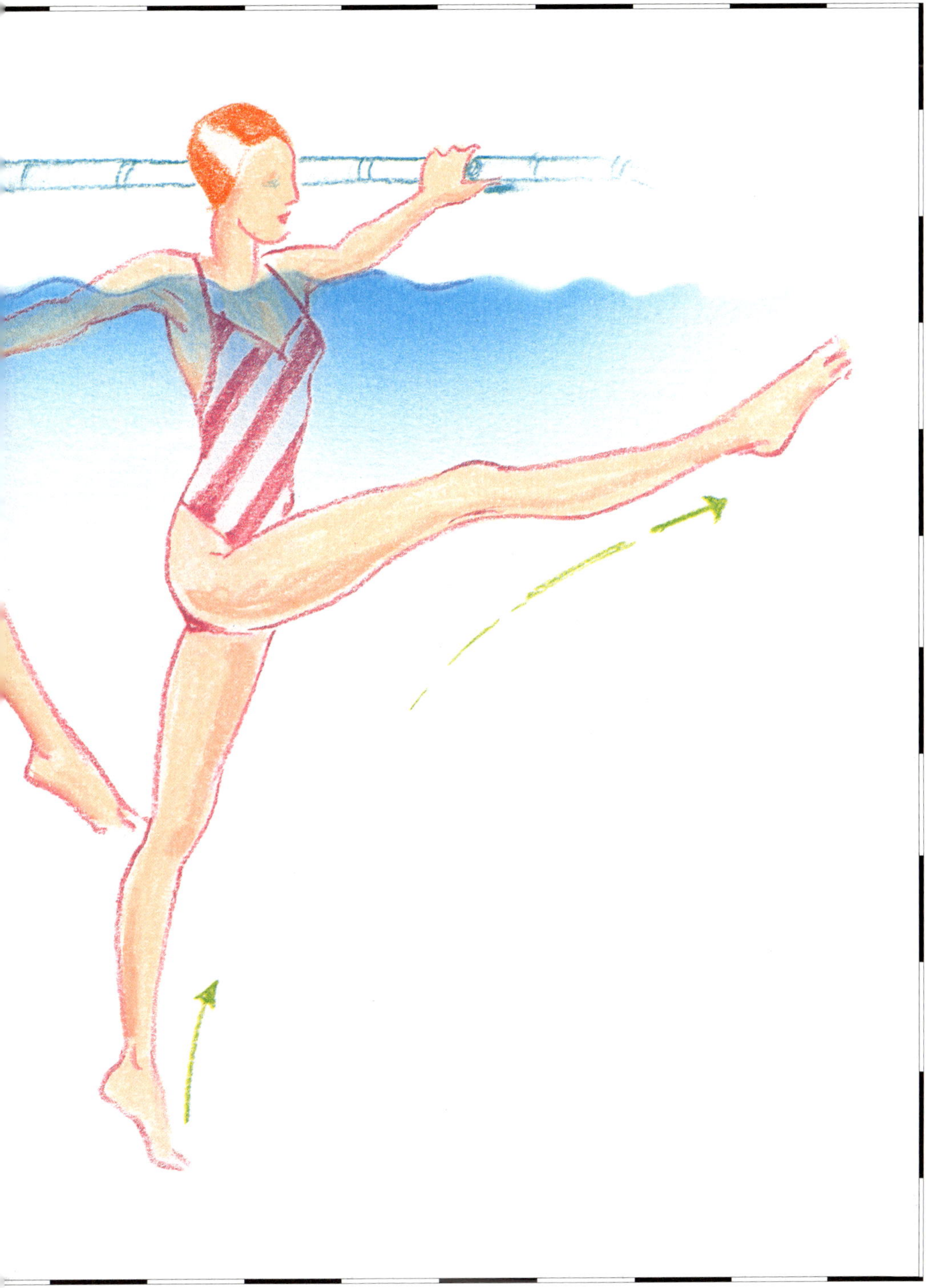

8

Lockern und entspannen: Schwimmen Sie ein paar Züge auf dem Rücken. Zappeln und plantschen Sie mit Armen und Beinen, und drehen Sie sich ein paarmal um die eigene Achse. Danach lassen Sie sich ganz entspannt, auf dem Rücken liegend, treiben. Schließen Sie die Augen und beobachten Sie Ihren Atem.

8

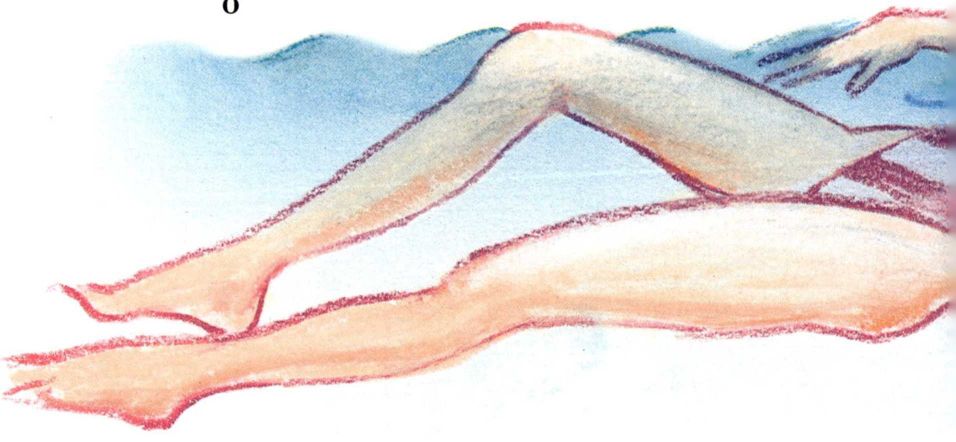

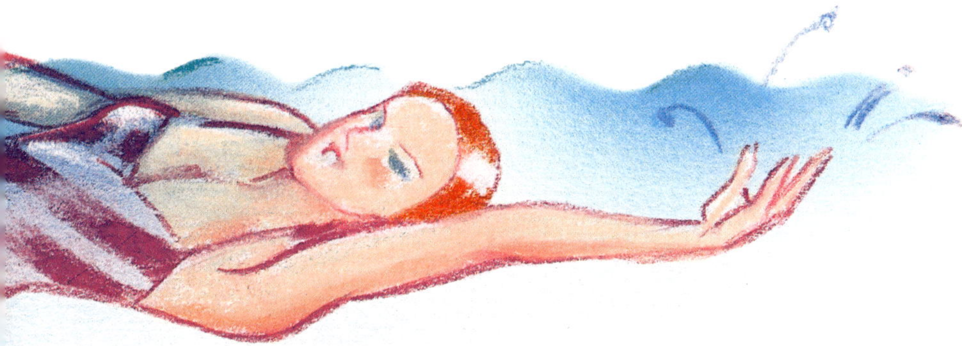